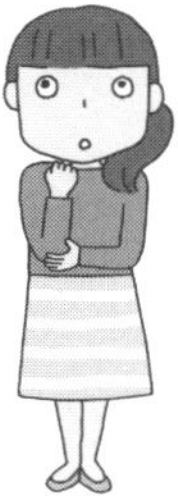

「もしかして、アスペルガー？と思ったら読む本」

広瀬宏之

マンガ 森下えみこ

はじめに

アスペルガー症候群は発達障害の1つです。発達障害ですから、発達の過程で症状が表れてきます。発達障害は子どもの「専売特許」のはずでした。

ところが、最近では、大人の発達障害が話題になっています。どうしてでしょうか?

子どもの頃からいろいろあったけど、なんとか頑張って社会人になった。だけど、なんだかうまくいかないことが多い。自分でもわかっているんだけど、いつも同じミスをしてしまう。会議でも妙な発言をしてしまって「空気を読めよ!」と怒られる。「空気は吸うものであって、読むものではありません!」って喉《のど》まで出かかったけど、もっとまずいことになるくらいはわかっているので、ぐっと我慢した。

なんか変だ。ずっと自分の努力不足かと思ってきたけど、そうでもないらしい……。

このように大人になって、それまでの生きづらさを振り返ってみたとき、自分は発達障害ではないか、と思う人が増えているのです。そして、まわりのあの人も、ひょっとしたら……。

機を1つにして、発達障害に対する考え方も変化してきました。少し前まで、障害の診断はとても厳密なものでした。誰が見ても明らかな症状がいくつかあって、それが持続している場合にのみ診断がついたのです。

最近では、「環境とのミスマッチ」という観点がより重視されるようになってきました。アスペルガー症候群の人には、いろいろな特性や能力の凸凹があります。本書ではそれらの特性や凸凹について紹介していきますが、それがあるだけではアスペルガー症候群とは呼び得ません。

いろいろな特性や凸凹があって、かつまわりの環境とうまく合わずに本人もまわりも大変な状況に陥《おちい》っているときに、発達障害の診断がなされるのです。

さらに一歩進んで、特性や凸凹があり、まわりとのミスマッチがまだない状態でも、積極的に診断をして支援をする動きがあります。発達障害の拡大診断です。昔からの専門家の中には、このような動きに眉をひそめる向きも少なくありません。

しかし、明らかな特性や凸凹があり、ミスマッチを起こす可能性が少なくないときに、その特性や凸凹をしっかりと理解してミスマッチを未然に予防する、もしくはミスマッチが起こったときに素早く対応できるようにシミュレーションする、そういう視点も大切だと思うのです。

本書の後半では、「一般生活編」と「職場編」に分けて、アスペルガー症候群と思われる人たちの具体的な事例を紹介します。ここに登場する人たちは、正確にいえばアスペルガー症候群の予備群かもしれません。でも、予備群で済んで、本当の障害にならないよう、まわりの人たちもしっかり理解し、適切に対応してほしい――本書にはそんな願いが込められています。

凸凹ですから、至らない部分（凹）だけではなく、優れている部分（凸）もあります。診断にまで至らず、予備群で済んでいる人たちは、凸の部分を正当に評価されているのです。

小さい頃から特性や凸凹があっても、診断を受けずに大人になってきたアスペルガー症候群の人たちは、その人の優れている部分をきちんと評価されてきたので、ミスマッチがひどくならずに済んだのです。

小児科医になって20年、ご縁があって大人のアスペルガー症候群の本を執筆する機会をいただきました。ご協力いただいたみなさまに、深く御礼申し上げたいと思います。

アスペルガー症候群をはじめとする発達障害のみなさんが、少しでも楽しい人生をおくれるよう祈念しています。

広瀬　宏之

「もしかして、アスペルガー？」と思ったら読む本　目次

第1章 あなたの身近にもいる？ アスペルガー症候群

第2章 そもそもアスペルガー症候群って何だろう？

第3章
アスペルガー症候群の特徴と対処法〔一般生活編〕

第4章 アスペルガー症候群の特徴と対処法〔職場編〕

もしかして、アスペルガー?

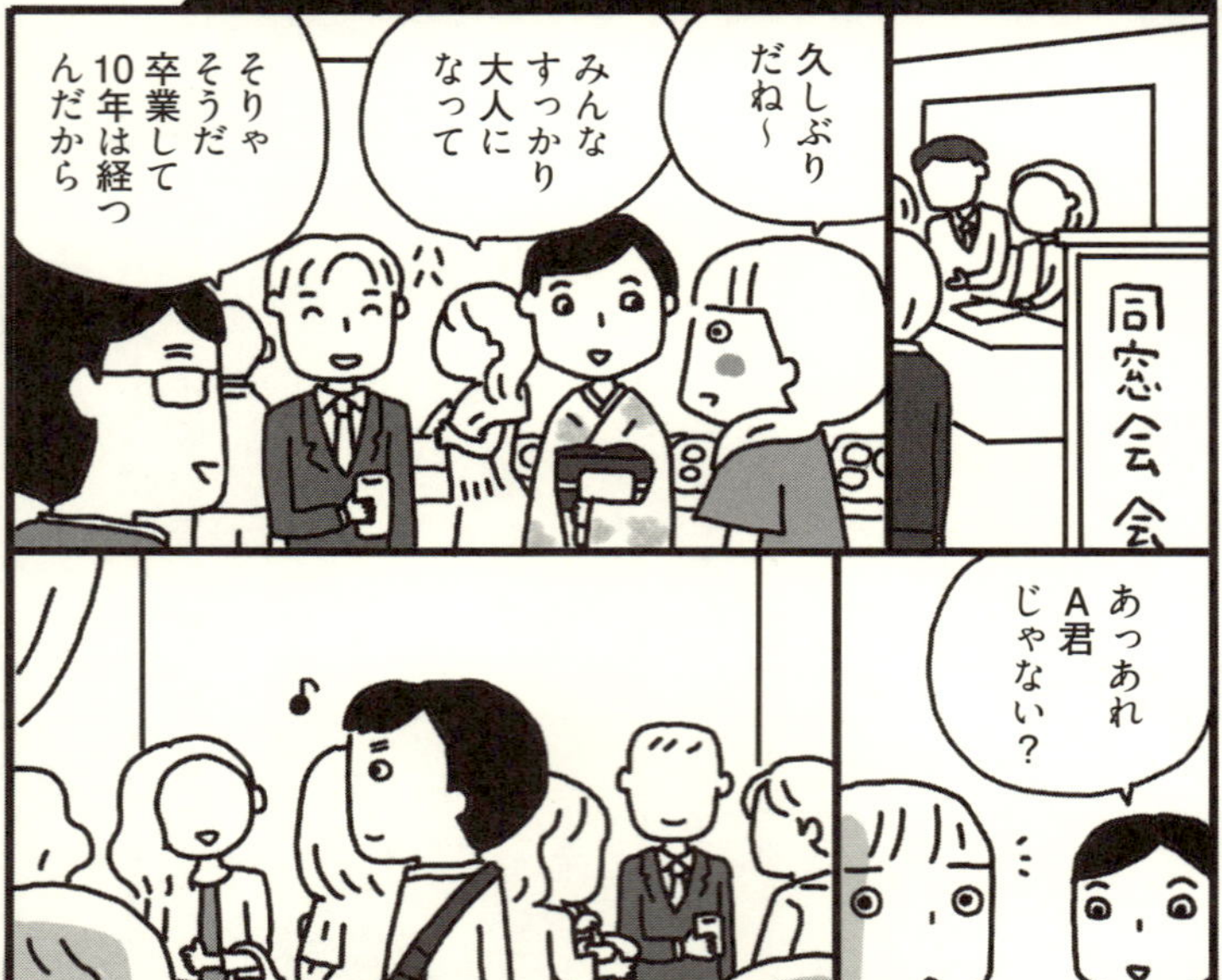
同窓会 会
久しぶりだね～
みんなすっかり大人になって
そりゃそうだ卒業して10年は経つんだから
あっあれA君じゃない？
一流ホテルでの同窓会で超普段着……
でも相変わらずって感じだね
たしか大学のときもそんな感じだったもんな
マイペースっていうか

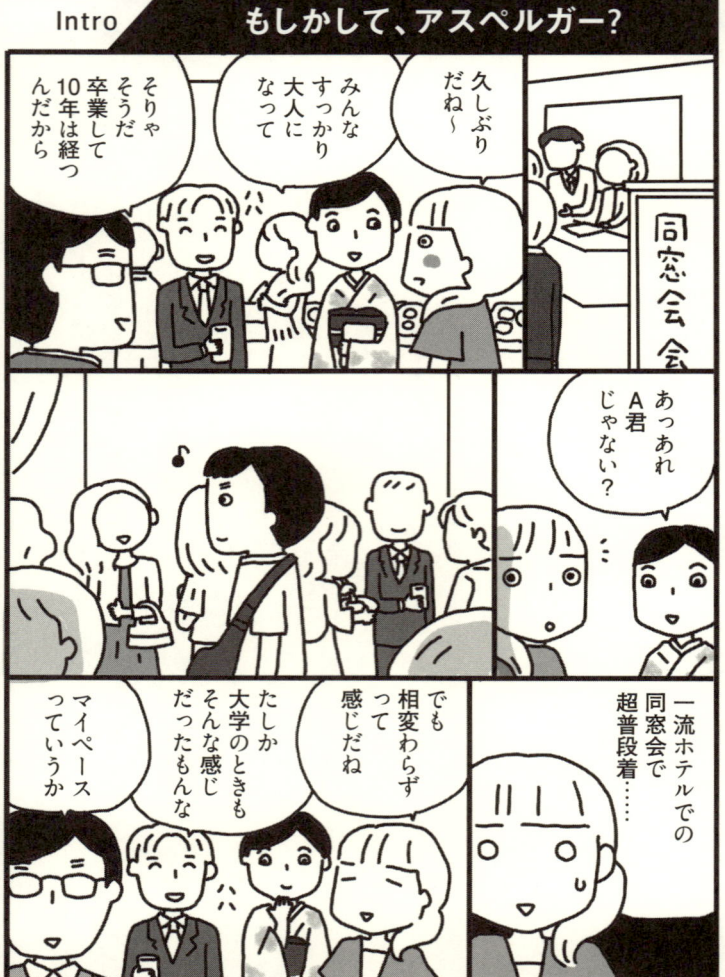

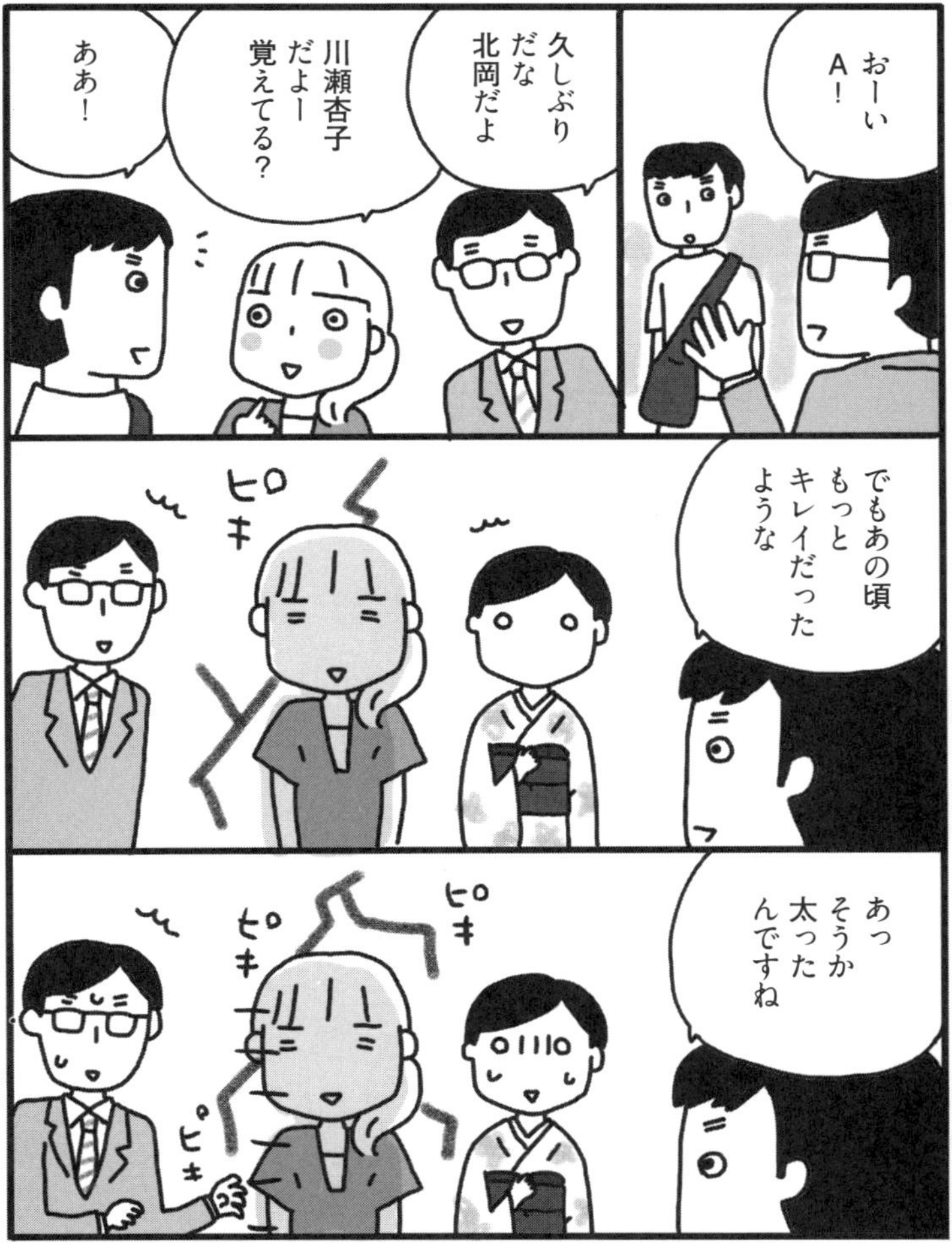
おーい
A!
久しぶり
だな
北岡だよ
川瀬杏子
だよー
覚えてる?
ああ!
でもあの頃
もっと
キレイだった
ような
ピキ
あっ
そうか
太った
んですね
ピキ
ピキ
ピキ

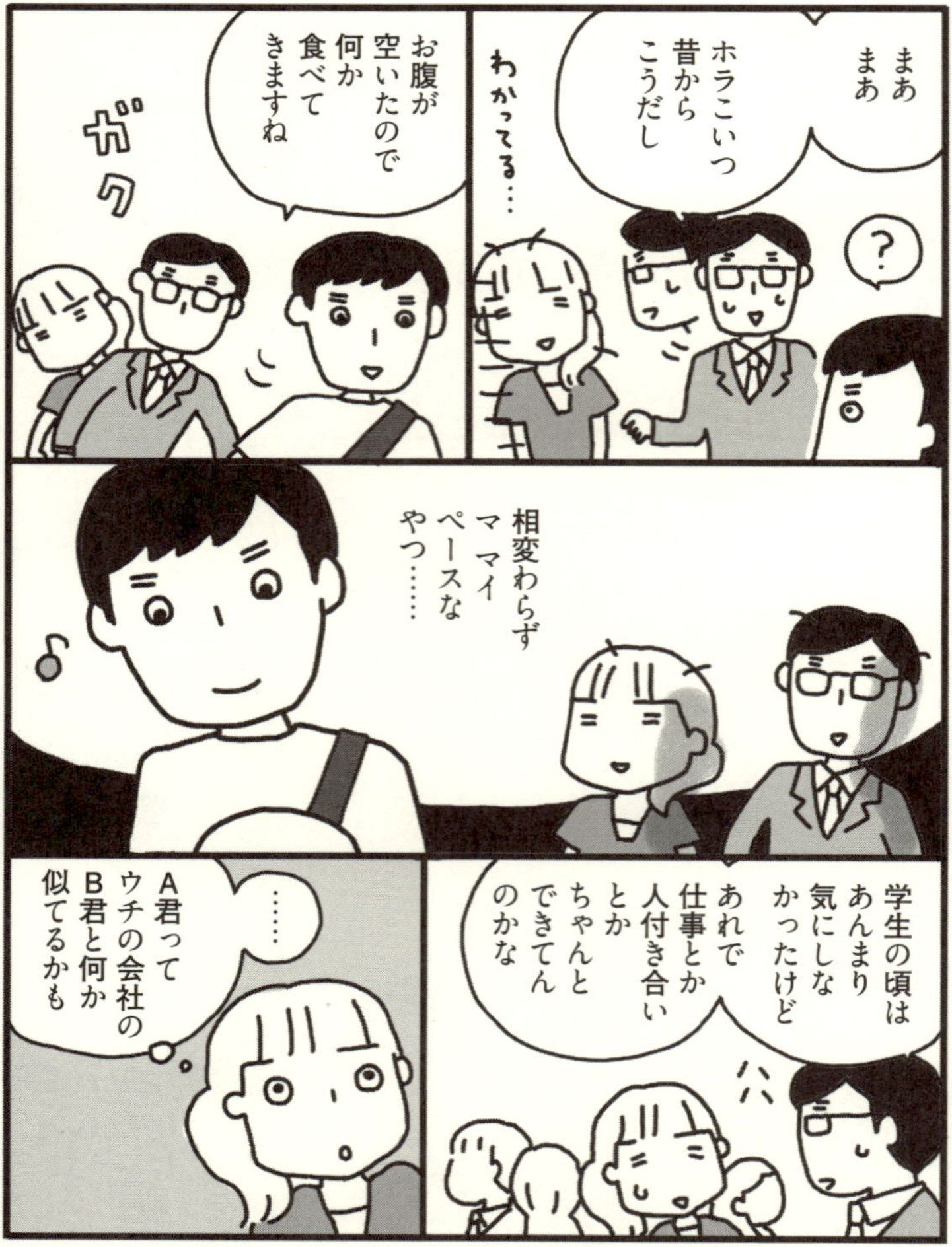
まあまあ
ホラこいつ昔からこうだし
?
わかってる…
お腹が空いたので何か食べてきますね
ガク
相変わらずマイペースなやつ……
学生の頃はあんまり気にしなかったけどあれで仕事とか人付き合いとかちゃんとできてんのかな
……
A君ってウチの会社のB君と何か似てるかも

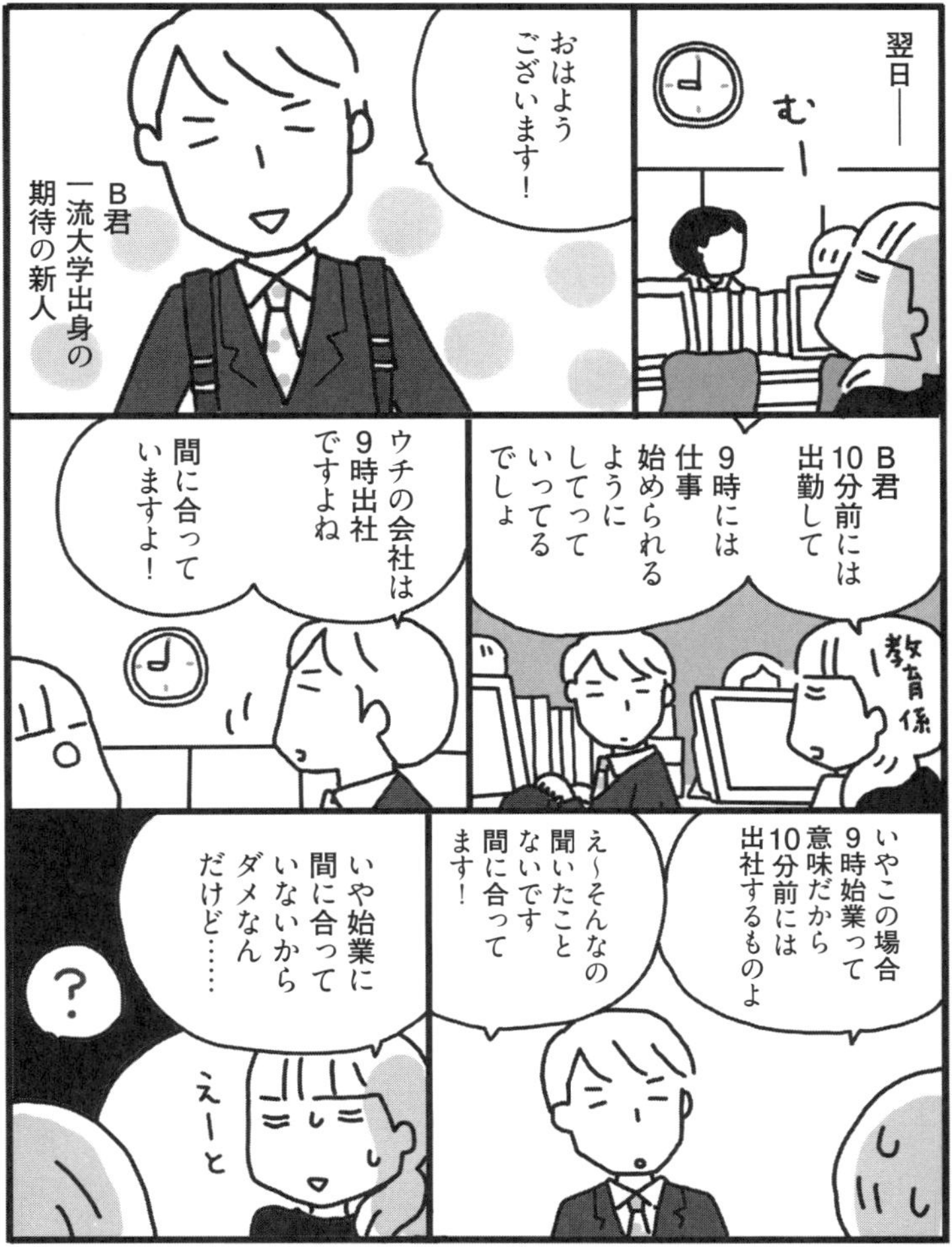
翌日——
むー
おはようございます！
B君
一流大学出身の期待の新人
B君 10分前には出勤して9時には仕事始められるようにしてっていってるでしょ
教育係
ウチの会社は9時出社ですよね
間に合っていますよ！
いやこの場合9時始業って意味だから10分前には出社するものよ
え〜そんなの聞いたことないです
間に合ってます！
いや始業に間に合っていないからダメなんだけど……
えーと
？

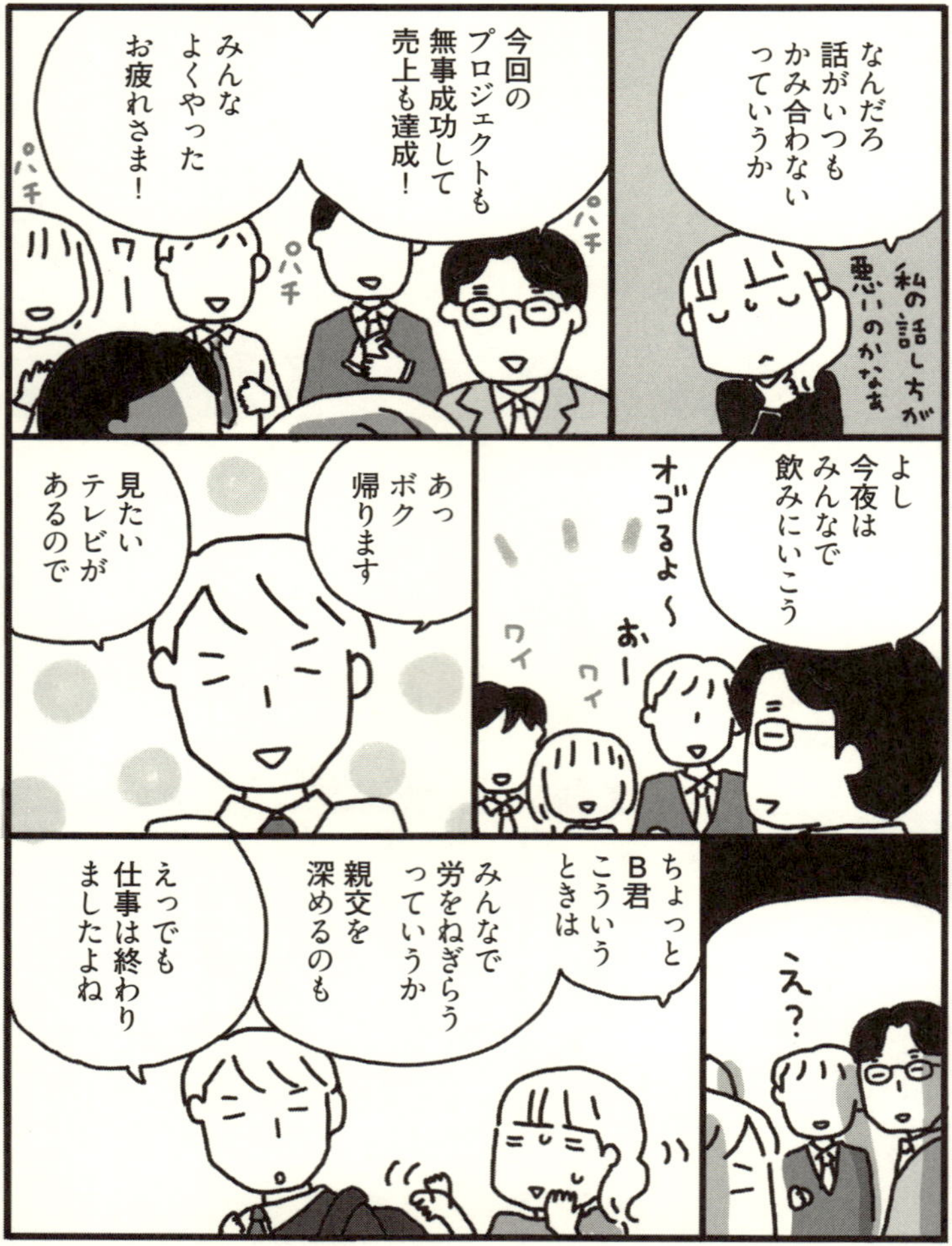

なんだろ 話がいつも かみ合わない っていうか
私の話し方が悪いのかなぁ
今回の プロジェクトも 無事成功して 売上も達成！
みんな よくやった お疲れさま！
パチ
パチ
ワー
パチ
よし 今夜は みんなで 飲みにいこう
オゴるよ〜
おー
ワイ
ワイ
あっ ボク 帰ります
見たい テレビが あるので
え？
ちょっと B君 こういう ときは
みんなで 労をねぎらう っていうか 親交を 深めるのも
えっでも 仕事は終わり ましたよね

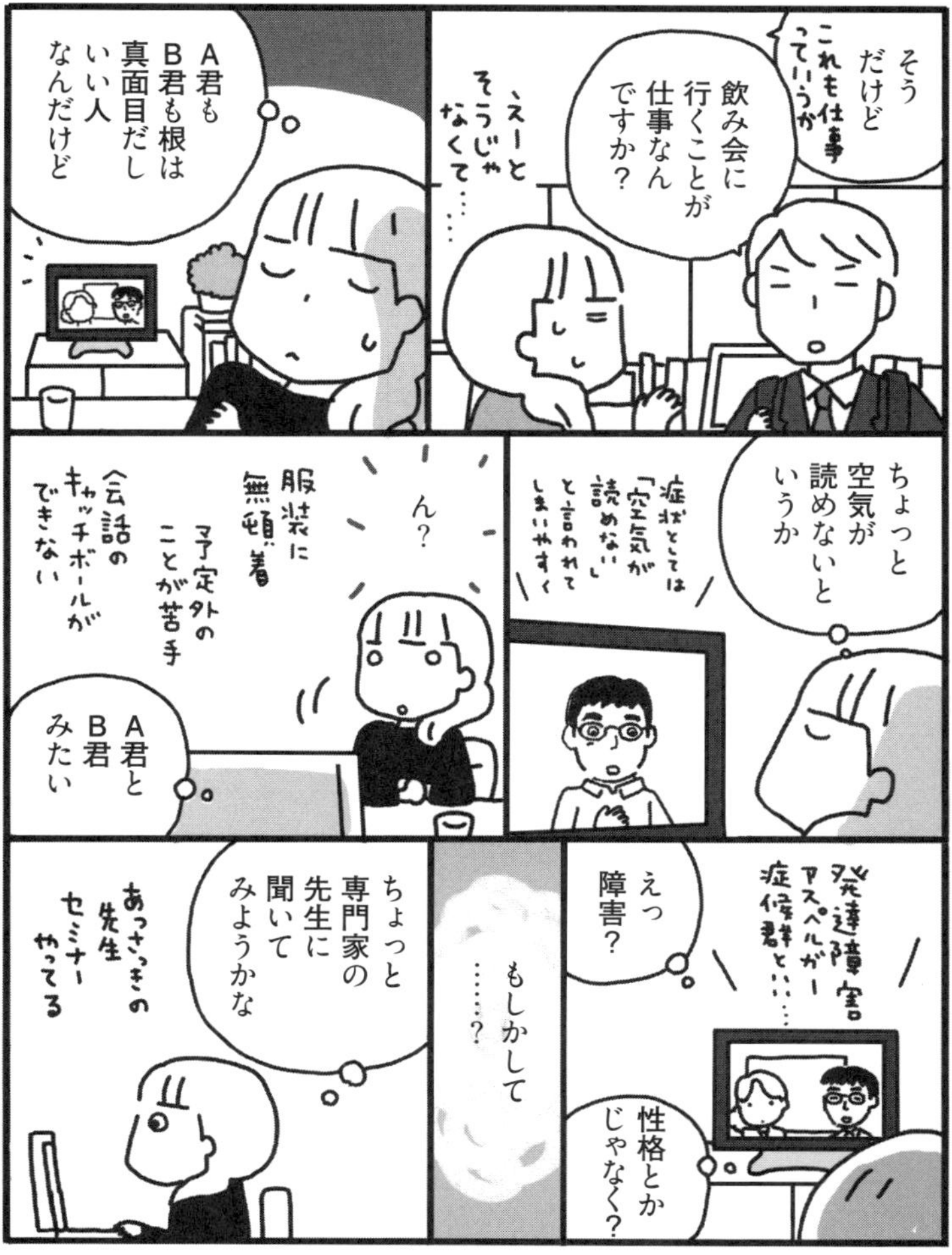
そうだけど
これも仕事っていうか
飲み会に行くことが仕事なんですか？
えーとそうじゃなくて……
A君もB君も根は真面目だしいい人なんだけど
ちょっと空気が読めないというか
症状としては「空気が読めない」と言われてしまいやすく
ん？
服装に無頓着
予定外のことが苦手
会話のキャッチボールができない
A君とB君みたい
発達障害アスペルガー症候群といい……
えっ障害？
性格とかじゃなく？
もしかして……？
ちょっと専門家の先生に聞いてみようかな
あっさっきの先生セミナーやってる

Check!「アスペルガー症候群」について正しく理解していますか?

Q.1	大人になってからかかる心の病気である。	YES・NO
Q.2	いわゆる自閉症の仲間である。	YES・NO
Q.3	知能(知的能力)の遅れを伴う。	YES・NO
Q.4	AD/HDや学習障害とはまったく違う障害である。	YES・NO
Q.5	子どもの頃の育て方やしつけ方が原因で起こる。	YES・NO
Q.6	薬や手術で治すことはできない。	YES・NO
Q.7	本人の頑張り次第で治る。	YES・NO
Q.8	他人とコミュニケーションがとれない。	YES・NO
Q.9	国からの支援を受けられる。	YES・NO
Q.10	犯罪行為を起こしやすい。	YES・NO

— Answer —

Q1〔NO〕心の病気ではないが、大人になるまで気づかないことはある。➡P.24
Q2〔YES〕正しくは「自閉的という症状から広がる一連の障害(自閉スペクトラム症)」の1つ。➡P56
Q3〔NO〕知能の遅れは伴わない。➡P.56
Q4〔NO〕いずれも発達障害であり、知的能力に遅れがないということでも共通している。➡P.62
Q5〔NO〕生まれつきの脳機能の不全が原因。➡P.66
Q6〔YES〕薬や手術で治せるものではない。➡P.82
Q7〔NO〕本人の努力とともに周囲の理解と適切なかかわりが必要。➡P.82
Q8〔NO〕コミュニケーションをうまくとることはできないが、工夫次第で向上できる。➡P.28
Q9〔YES〕十分とはいえないが、国の支援体制はある。➡P.82
Q10〔NO〕データ上で見ても、犯罪率との因果関係はない。➡P.50

第1章

あなたの身近にもいる？アスペルガー症候群

「空気が読めない」「コミュニケーションがうまくとれない」と思われる人は、もしかしたらアスペルガー症候群かもしれません。そこで、基本的なアスペルガー症候群の特性について見ていきましょう。

1 「個性」か、それとも「障害」か

「普通とは違う」という無意識の線引き

突然ですが、アスペルガー症候群と聞いて、どんな言葉を思い浮かべますか。具体的にイメージしてみてください。

やっかい、付き合いにくい、非常識、変な人、宇宙人、障害者、怖い、わからない、天才、おもしろい、友達、親近感……

ここで「やっかいな人」とか「付き合いにくい人」といったネガティブな言葉が真っ先に出てきた人は、アスペルガー症候群についてすでに何かしら情報を得たうえで、そのように感じている人もいるかもしれませんし、何となくイメージでそう思っている人もいるでしょう。

たしかにアスペルガー症候群の人たちは、**一般的な社会常識や暗黙のルールがわからず、その場の状況に合わない行動をとる**ことがあります。ときには、まわりにいる人たちが理解に苦しむ行動をとることもあるでしょう。たとえば、

・職場でどんなにみんなが忙しそうにしていても、1人だけ定時に帰る。
・何気ない会話がかみ合わず、冗談を真に受けて怒り出す。
・場の雰囲気がわるくなっていても気にせず、しゃべり続ける。

いわゆる「空気が読めない」といわれてしまうような行動です。

もし今、身近にこういった行動をとる人がいて、あなたが何かしらの迷惑を受けているとしたら、ネガティブな言葉が浮かぶ気持ちもわかります。

しかし、こういった行動をとる人たちすべてがアスペルガー症候群であるとは限りませんし、仮にそうだとしても周囲とうまく折り合い、問題なく生活し

ている人もいます。しかし、周囲とのミスマッチ（不適応）を起こし、日常生活に問題を抱えている人も少なからずいます。では、アスペルガー症候群の人と、そうでない人とではいったい何が違うのでしょうか。

「個性」か「特性」かを認識しよう

人はさまざまな能力を持っています。たとえば、見る・聞く・味わう・触る・嗅《か》ぐといった五感の力、話す力、運動する力、考える力、注意する力など……挙げればキリがありません。細かく分ければ100にも、200にもなるでしょう。人によって生まれながらに優れている能力もあれば、成長とともに発達していく能力、あるいは未発達な能力もあります。

人それぞれに「できること、できないこと」「得意なこと、不得意なこと」が違います。人の**「個性」とは、いわばこうした能力の差＝凸凹のこと**です。

ですから、先ほど挙げたような「空気が読めない」といわれてしまう行動も、見方によっては個性の1つと考えることもできます。

しかし、アスペルガー症候群の場合は、生まれつきの脳機能の障害（詳しくはのちほど説明します）によって、とくにコミュニケーションにかかわるいくつかの能力の成長が遅れます。そのために状況に合わない行動をとって、周囲とのミスマッチを起こすケースが出てくるのです。そうなると、もはや「ただの個性」では済まされず、「**理解と配慮と支援が必要な個性**」、あるいは専門的な表現を使えば「**特性**」と捉《とら》え、福祉的なサポートが必要になってきます。

アスペルガー症候群の人と、そうでない人の間に線を引くこと自体は悪いことではありません。線を引かなければ、正しい支援もできないからです。ただし、線引きをする目的は差別や忌避《きひ》ではありません。線引きすることで正しく理解し、それによってミスマッチをなくしていくことが大切なのです。

まとめ

- **アスペルガー症候群は脳機能の障害によって、いくつかの能力の成長がとくに遅れる。**
- **能力の凸凹によって、周囲とミスマッチを起こしたときに問題となる。**

2 大人だからこそ大変!? 大人のアスペルガー症候群

社会に出るまで気づかれないことは珍しくない

アスペルガー症候群は発達障害の1つですが、「発達が遅れる障害」という認識から子どもに多い障害であり、大人になるにつれて症状は治まっていくものというイメージがあるかもしれません。しかし、表れる特性は子どものときも、大人になってからも基本的には変わりません。また、障害があるからといって、アスペルガー症候群に見られるすべての特性を持っているわけではなく、表れ方はさまざまで人によって強弱があります。

最近は「大人のアスペルガー症候群」「大人の発達障害」という言葉もよく耳にします。世界的に活躍している有名人や知識人の中にも「実はそうだった」という人がいて、障害そのものの認知が広まりました。そのような背景か

― アスペルガー症候群の子どもによくある特徴 ―

- 年齢のわりに丁寧で大人びた話し方をする
- マイペースで、自分の好きなことは夢中になって話す
- 話をするときに目が合いにくい、あるいはじっと目を見続ける
- 同じことをひたすら繰り返して遊んでいる
- 駅名や国名などをよく覚えている
- 年代の違う子と遊ぶか、1人遊びが好き

⇩ ⇩ ⇩

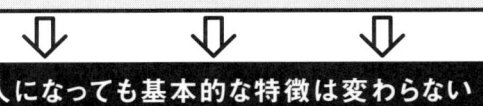

大人になっても基本的な特徴は変わらない

ら、大人になって初めて専門機関で診察を受ける人が増えた事情もあるでしょう。

しかし本来、アスペルガー症候群を含む発達障害は子どもの頃から症状が出るものです。アスペルガー症候群も幼少期に診断されることがありますが、言葉や知的な遅れはないことから、「マイペースな子」「変わった子」など、障害ではなく、「個性」だという周囲の理解で済んできた例も少なくありません。

そのため、大人になっていざ社会に出てみたら、臨機応変に振る舞えずにトラブルになったり、人間関係

をうまく築けないことで浮いてしまったり……。アスペルガー症候群の人は「察する」ということが苦手なので、「気が利《き》かない」「話が通じない」「要領が悪い」という評価がくだされてしまうことになります。これは**大人になってアスペルガー症候群が発症したからではなく、幼少期には個性で済まされていた特徴が大人になって周囲との摩擦《まさつ》として際立つようになったから**です。

まわりにいる人たちも大変ですが、本人もまた「なぜ自分はダメなのか」「他の人といったいどこが違うのか」など、はっきりとした理由がわからずにつらい思いをしているかもしれません。そうして少しずつ「自分はもしかしたら、何かおかしいのかもしれない」と思い至り、大人になってから発達障害に気づくというパターンがあるのです。

診断されることで何が変わるのか

ただし、「障害」と診断されることがいつもよい結果につながるとは限りません。診断がついたことでこれまでの違和感の原因がわかって救われる人がいる一方、自分が障害を持っていることに傷つき、自信を失ってしまう人もいます。障害に対する、周囲の偏見や誤解がまったくないともいいきれません。

ですから、もしアスペルガー症候群の疑いがある人がいたとしても、何が何でもすぐに専門機関に連れていくのではなく、本人の気持ちや置かれている状況をよく考えたうえで受診を決めたほうがいいでしょう。

大切なのは、**むやみにレッテルを貼ることにこだわるよりも、まず周囲とのミスマッチが起こらない状況をつくること**です。そのためには、本人が具体的にどういう特性を持っているかを自覚し、まわりも理解してあげる必要があります。そうすれば本人が周囲とうまく折り合いをつける方法を身に付けていくことはできますし、問題になりやすい行動もある程度は抑えられるようになります。このとき、診断が助けとなる場合もあります。

まとめ

- **アスペルガー症候群の特性は、子どもも大人も変わらない（大人になっても治るわけではない）。**
- **暗黙のルールを察するのが苦手なので、言動が問題視されるのは社会に出てからのほうが多くなる。**

3

アスペルガー症候群の特徴①
うまく空気を読むことができない

「コミュニケーション力の不足」と「興味の偏り」

アスペルガー症候群には、「**コミュニケーション力の不足**」と「**興味の偏《かたよ》り**」という特性があります。「コミュニケーション力の不足」は、先述したような「空気が読めない」といわれる行動につながります。また、「興味の偏り」は繰り返しにこだわる行動（常同性《じょうどうせい》）として表れるもので、アスペルガー症候群の大きな特徴の1つです。これら2つの特性が根っこにあったうえで起こる特徴的な言動について見ていきましょう。

空気を読むことができない

コミュニケーションとは、言葉や仕草（ジェスチャー）、表情などを使ってお互いに意思や感情を伝え合うことです。しかし、アスペルガー症候群の人は会話をしている相手の気持ちをくみ取ったり、その場の雰囲気を感じ取ったりすることが苦手なために、問題が生じることがよくあります。

たとえば、ぽっちゃり体型の女性に対して「太っているね」といったり、人が頑張ってつくってくれた手料理を食べて「おいしくない」といってしまったり……。**そういうことによって相手がどう感じるかまでは考えられない**のです。悪意はないのですが、素直すぎるともいえる言動によって、その場の雰囲気が凍りつくケースは少なくないでしょう。

他にも「あの準備よろしく」とか、「そこでしばらく待っていて」などといった曖昧《あいまい》な指示を交えた会話が苦手です。このようなとき、多くの人たちは会話の流れや状況から「あの」や「そこ」が何を表しているのか、「しばらく」がどれくらいなのかを推測し、自分なりに判断して行動します。ところが、アスペルガー症候群の人は「あの準備」といわれても、何のことかわかりません。「あの準備」ではなく、たとえば、「今日の午後に行う会議の資料を揃《そろ》える」と具体的にいわれないとわからないのです。

ー 特徴1：その場の空気を読むのが苦手 ー

社会における暗黙のルールがわからない
相手の気持ちを上手にくみ取れない

⇩ ネガティブに捉えると

非常識
失礼
人の気持ちがわからない

⇩ ポジティブに捉えると

自由気まま
天真爛漫
まわりの目を気にしない

社会には人付き合いにおけるさまざまなルールが存在しますが、アスペルガー症候群の人はこうした暗黙のルールがあることをよくわかっていません。

そのため、ビジネスの場でも目上の人に対して友達と同じような話し方で接したり、大事な取引先相手へのメールに絵文字を使ってしまったり、話すときに相手との距離を近くとりすぎたりしてしまうことがあります。

また、言葉以外のコミュニケーションも苦手です。表情やジェスチャーが感情と直結しないので、おもしろいと思っているのに顔は笑っていなかったり、突然泣いたり、怒ったりといった不思議な反応が出ることがあります。これらもアスペルガー症候群らしい行動といえます。あるいは会話をするときに目線を合わせることができなかったり、反対に執拗《しつよう》に見つめてしまったりする傾向もあります。

ただし、アスペルガー症候群の人は空気を読んでいないわけではありません。実際は、その人なりに空気を読もうとしています。しかし、アスペルガー症候群の特性上、**物事の理解や認知の仕方が独特であるために、アウトプットの仕方もズレてしまう**のです。そのズレに気づいていない人もいますが、本人が自覚して悩んでいるケースも少なくありません。

まとめ

- **「あの」「その」「しばらく」など、曖昧な表現を使った会話が苦手である。**
- **相手の感情をくみ取ることも、自分の感情を伝えることも不得意である。**

4

アスペルガー症候群の特徴②
言葉の理解や使い方が独特である

■言葉どおりに受け取ってしまい、言外の意味がわからない

言葉によるコミュニケーションも独特です。どんな言葉も、言葉の表面的な意味どおりに受け取るので、日常的な会話でもぎこちなくなります。会話には「意味や目的があるもの」と「意味や目的は二の次で、何となく言葉が飛び交っているだけのもの」の2種類がありますが、アスペルガー症候群の人に後者の発想はあまりありません。

とくに簡単な会話ほど苦手で、話がまわりくどくなりがちです。たとえば「どうやって来たの?」と質問された場合、「電車で」などと答えるだけで済みます。しかし、アスペルガー症候群の人は「何時何分に家を出て、○○駅までバスに乗って、○時○分の○○線の電車に乗って、○○駅で降りました」とい

う具合にこと細かく話さずにはいられません。**相手がいちばん聞きたいことは何かをキャッチして、たくさんの情報の中から選んで伝えることが難しい**のです。

また、曖昧で意味のない日常会話も苦手です。桜の季節に「桜がきれいに咲いていますね。もうすっかり暖かくなりましたね」と話しかけたとします。すると、「どこの桜のことをいっているのだろう。暖かいって何度以上だろう」と言葉の端々が気になって、いちいち聞き返すか、あるいは会話をやめてしまいます。私たちが何気なく使っている「そうですね」とか「いいですね」といった、**会話をスムーズにするつなぎの言葉を使う発想がない**のです。

さらには、**言葉の裏に込められた言外の意味を理解することも苦手**です。職場などでよくトラブルになるのは、「Aさん、いますか」と聞かれたときの対応です。意味は状況によって変わってきますが、アスペルガー症候群の人はどのような状況でも、文字どおり「いるか、いないか」だけを聞かれていると捉えます。ですから、「はい、います」とだけ答えて会話を終わらせてしまいがちです。このとき、もし相手がAさんを呼んできてほしいと思っているとし

ー 特徴 2：言葉の理解や使い方が独特 ー

相手の言葉どおりに受け取る
興味があることは一方的になっても話をする

ネガティブに捉えると

自分勝手
冗談が通じない
気が利かない

ポジティブに捉えると

裏表がない
賢そう（学者風）
得意分野に詳しい

たら、「気が利かない」といわれたり、注意されたりするでしょう。

慣用句や冗談、皮肉などを交えた会話も苦手です。たとえば、「書類を届けたら、飛んで帰ってこい！」といわれると、「飛べないよ、どうすればいいのだろう」と本気で困ったり、「目がまわるほど忙しい！」という人の目をじっとのぞき込んで「大丈夫。まわっていません！」と大真面目《まじめ》に答えたりします。たまにならばユニークなやりとりに場もなごむかもしれませんが、日常的に繰り返されるとなると……、まわりも笑ってばかりはいられないでしょう。それらは比喩《ひゆ》であり、深い意味はないことを教えてあげましょう。

感情表現は得意ではないが興味のあることは熱心に話す

アスペルガー症候群の人は、話し方にも特徴があります。どんな会話でも単調な話し方になりがちで、感情が伝わりにくいのです。

一方で話好きな一面があり、とくに**自分の興味・関心のあることとなると相手がどう思っていようと関係なく、一方的に話す**傾向があります。そのうえ、興味の赴《おもむ》くままに話し続けてしまうので、話があちこちに飛びやすくなります。たとえ聞き手が迷惑そうな反応をしていても、それを表情などからくみ取ることが苦手なので話をやめることができません。

まとめ

- 話し手の言葉を表面的な意味どおりに受け取るので、言外の意味や含みのある言葉、冗談などは通じにくい。
- 話し方で感情表現するのは苦手なので、単調な話し方になりやすい。

5 アスペルガー症候群の特徴③
同じパターンを繰り返す

道順やものの配置が変わるとパニックになる

興味の偏りは、常同性といわれる行動となって表れます。

常同性とは、目的もなく同じ行動を繰り返したり、興味を持ったものに対してこだわり続けたりすることです。もっともアスペルガー症候群らしい行動の1つといえるでしょう。

中でも、手順に対しては強いこだわりを示します。

たとえば通いなれた道が工事で通行止めになっていると、アスペルガー症候群の人はこう考えます。

「いつもの道が通れない」→「目的地にたどり着けない」→「どうしよう！」

できるだけ同じパターンで行動しようとするため、予期しない形でパターンを崩されるとひどく混乱してしまうのです。パターンの変更によってどのようなことが起こるか、想像するのが難しいために不安に陥《おちい》ってしまうのです。その不安が強ければ、パニックを起こすこともあります。

これは仕事の段取りやスケジュールにおいても同様で、急な変更は混乱を招いてしまいます。**「臨機応変に行動する」というのは、アスペルガー症候群の人にとっては何より難しいこと**なのです。

また、ものの配置や座席などに対して、強いこだわりを見せることがあります。そのため勝手に部屋の模様替えをしたり、机の上のものを動かしたり、あるいは会社や教室などで席替えを行ったりすると、変化した状況を理解できず混乱してしまいます。このようなこだわりは、本人の中だけで決まっていること（自分ルールのようなもの）のはずなのですが、これをまわりの人たちにも強要することがあり、そうなるとトラブルの原因にもなります。

たとえば、それが権力を持った立場の人であれば、部下などに対して自分のやり方や考えを押し付けようとして、パワハラやモラハラといったハラスメントにつながってしまうということもあり得ます。

― 特徴 3：同じパターンを繰り返す ―

道順や手順、ものの配置などにこだわりが強い
興味のあることは繰り返しやり続ける

⇩ ネガティブに捉えると

融通《ゆうずう》が利かない
臨機応変にできない
ルールに厳しい

⇩ ポジティブに捉えると

反復作業を嫌がらない
好きなことに没頭できる
規則正しい

また、単純な動きをひたすら繰り返すという反復行動も見られます。体を前後に揺らしたり、つま先立ちで歩いたり、話しながら手をひらひらさせたり、両手をかざしたり……。これらの行動によって、何かを伝えたいわけではありません。しかし、このような行動を繰り返すことで精神的に落ち着いた状態を保っている場合があるので、無理にやめさせないほうがいいでしょう。

■反復作業を嫌がらず興味あることには力を発揮する

見方を変えれば、パターンを好むということは「繰り返しを嫌がらない」と

いえます。とくに**興味のあるものに対しては抜群の集中力を発揮する**傾向があり、まわりを驚かせるほどの記憶力を発揮したり、膨大《ぼうだい》な作業を難なくこなしたりします。学者や研究者にアスペルガー症候群が多いといわれるのも、このような特性があるからかもしれません。

ただし、1つのことに高い集中を示す半面、2つ以上のことを同時に処理することはひときわ苦手です。「相手の話を聞きながら、メモをとる」といったことだけでも大変です。一緒に仕事をするうえではやっかいに感じるかもしれませんが、「作業内容を分ける」「頼むときは1つずつ」などの工夫をすることで正確にコミュニケーションをとっていくことはできます。

まとめ

- **手順やものの配置など、自分ルールが崩れると混乱してしまう。**
- **パターンが好きなので反復作業は嫌がらずにやりとげる。とくに興味があるものには抜群の力を発揮する。**

6 孤立タイプか、積極奇異タイプか、受け身タイプか

1人でいたいか、積極的にかかわりたいか

すでにお話ししてきたとおり、アスペルガー症候群には「コミュニケーション力の不足」と「興味の偏り」という2つの特性があります。その特性が時と場合に応じて適切に振る舞うこと、大人として人間関係をつくっていくことを難しくしています。

しかしだからといって、「1人でいたい」「社会となんかかかわりたくない」と思っているかというと、そんなことはありません。社会とのかかわり方は、大きく次の3つのタイプに分けられます。1人の中に3つのタイプが存在していて、周囲の状況や関係性によってどれが表面に出てくるのかが変わってきます。

誰ともかかわりたくない「孤立タイプ」

他人のペースに合わせたり、興味のない会話に付き合ったりするのは、アスペルガー症候群の人にとってひどく疲れることでもあり、できれば避けたいと思っています。そういう気分が強くなると、1人でいることを選びます。

誰かといることよりも1人でいることを好み、気づくと1人で過ごすようになります。この状態のときは周囲の人たちと心から打ち解けることは難しく、信頼できる仲間や友達はできにくい傾向にあります。まわりの人たちは「さびしい思いをしているのでは」と心配しますが、本人にとっては人とかかわっているほうが大変であり、1人でいるほうがむしろずっと楽なので、まわりが思うほどは気にしていないことがほとんどです。

誰にも邪魔されず、「好きなことを、好きなときに、好きなだけやり続ける」……そんなふうに過ごしたいと思っているのです。

積極的にかかわりたい「積極奇異タイプ」

相手や状況に関係なく、積極的にコミュニケーションをとろうとするときもあります。**「空気が読めない」といわれようと、自分にとって興味のあることであれば積極的にかかわっていくのです。**相手のペースや気持ちなどはおかまいなしに話し続けるため、まわりがもっとも困ってしまう状態かもしれません。

大人になるにつれて自分の特性を理解し、周囲と折り合いをつける方法を身に付けている場合もありますが、本人にアスペルガー症候群であるという自覚がなく、自分の行動が原因で何かしらトラブルが起こっても、それをほとんど実感していない場合も少なくありません。

まわりにゆだねる「受け身タイプ」

待ちの姿勢で、誘われれば参加する状態です。アスペルガー症候群の特性を自覚したうえで、人とかかわる努力をしている状態ともいえます。

「おとなしい」とか「人見知り」などといった印象を持たれますが、社会とのかかわりを持つことを拒《こば》むつもりはありません。自分のほうから積極的に話しかけにいくことは難しいものの、話しかけられればきちんと応じるというのがこのときの最適なスタンスです。

子どもの頃から繰り返されてきた苦い経験を糧《かて》に、人付き合いにおける自分なりのコツや工夫を獲得することで、うまく社会生活になじめるようになる人もいます。そのため、このタイプのときは、一見するとアスペルガー症候群とは気づかれない人も多いように思います。

ただし、これは本人の大変な努力によるものです。常に社会と自分の特性との折り合いをつけながら生活を送らなければならないため、**神経は疲弊しやすく、実はもっとも〝生きづらさ〟を感じる状態でもあります。**

まとめ

- **アスペルガー症候群は「孤立タイプ」「積極奇異タイプ」「受け身タイプ」の3つに分けられる。**
- **1人の中に3つのタイプが存在していて、状況によって表面に出てくるタイプが変わる。**

7 感覚過敏でパニックになることもある

体の感覚に偏りがある

「コミュニケーション力の不足」と「興味の偏り」の他に、アスペルガー症候群には共通した特性がもう1つあります。**感覚の偏り**です。

アスペルガー症候群の人は、五感（視覚、聴覚、嗅覚《きゅうかく》、味覚、触覚）のそれぞれで独特な感じ方をしています。感覚は主観的なものなので外からは判断が難しいものですが、過敏すぎる感覚もあれば、鈍すぎる感覚もあり、そのアンバランスさによってもたらされる日常的な不快感に悩んでいるのです。

また、自分の体の感覚をつかむことも苦手なため、運動が苦手な人が多いのも特徴的です。ただし、いずれの感覚のアンバランスさも千差万別であり、感覚に偏りがあるからといって、誰もがアスペルガー症候群というわけではありません。

■肌にものが触れる感覚はとくに敏感——触覚

とくに敏感なのは触覚です。人によって差がありますが、外に出るときはメガネ、マスク、帽子（フード）が欠かせない人もいます。アスペルガー症候群の人の中には、「雨や風が痛い」などと表現する人もいます。

たいていは人に触れられるのも、自分から何かを触ることも嫌がります。相手が家族や恋人であっても、その反応は変わりません。また、衣服の素材の好き嫌いもはっきりしています。肌に合わないものを身に着けると激しいかゆみや痛みを感じてストレスになるので、**いったん心地よいと感じる素材を見つけるとそれしか着ないという極端な例も少なくありません。**よく枕が変わると眠れないといいますが、アスペルガー症候群の場合はこれも感覚的な違和感によるものと考えられます。ちなみに、こうした独特な皮膚感覚は赤ちゃんの頃から変わりません。抱っこされるのが苦手な赤ちゃんだった人は、もしかしたら当てはまるかもしれません。

好き嫌いが激しく偏食になりがち――味覚

食べ物の好き嫌いがあるのは珍しいことではありませんが、アスペルガー症候群の場合、共通して苦手な食べ物があります。なす、きのこ、グリーンピースの3つです。アスペルガー症候群でこれらを苦手とする人は実に多く、子どもではとくに顕著《けんちょ》です。その他にも、「水が飲めない」「麺しか食べられない」といった極端な味覚に悩まされている人もいます。

しかし、とくに子どもの頃の好き嫌いは単なるわがままととられて、アスペルガー症候群の特性によるものとは気づかれないケースが多いようです。

雑音や突然の大きな音が苦手――聴覚

人によって気になる音は違いますが、工事現場（ガガガガッ）、雑踏（ザワザワ）、掃除機（ブォー）といったノイズ（雑音）に強い不快感を覚える傾向にあります。そのような環境では人と話すことが困難になり、ひどいときにはパニックに陥ることもあります。無意味で不規則な音がいっぺんに入ってきたときに、**聞きたい音（たとえば、話し相手の声など）だけに集中することも困難で、音そのものも苦手**です。他にも、救急車のサイレンや花火のように、突然鳴り響く大きな音も苦手です。

一方で、電車のガタンゴトンという連続音や車のエンジン音など、特定の音に執着する傾向もあります。中には、指でガラスを引っかいた音のように、多くの人が嫌がる音を好む人もいます。

また、音程の違いに敏感なところもあり、日常生活にあふれているさまざまな音のズレが気持ち悪く、常に気になってしまっている人もいます。

■ごちゃ混ぜのにおいがダメ——嗅覚

嗅覚については、他の感覚に比べるとあまり偏りは見られません。ただし、生臭いにおいや消毒されたプールのにおいなど、ある特定のにおいに対して吐き気をもよおしてしまうなど、拒絶反応を示すケースもあります。

また、複数のにおいが混ざっている状態がとくに苦手という傾向もあり、人の密集している場所には行けない場合も出てきます。

特定の色や光るものが好き――視覚

視覚でもっとも多いのは、特定の色やきらきら光るものを好む傾向です。

アスペルガー症候群の人は、目から入る情報に敏感なので、文字などを形で覚えてしまう特徴があります。**難しい漢字を覚えやすいわりに、正しい意味や使い方までは理解していないことが多い**という特性があるのですが、これは漢字の形を画像としてキャッチする力が優れているからといえます。

視覚面の特性をいかし、大切な情報のやりとりをメールで行うようにすることで、スムーズなコミュニケーションがとれるようになったケースもあります。

不器用でスポーツは苦手？

アスペルガー症候群の人は、自分の体の位置感覚をつかむのが得意ではありません。そのため、何もないところでつまずいたり、そんなに狭い場所でなくても壁や家具に体をぶつけたりします。スポーツ全般が不得意な人が多いようにも思います。もともと筋力がつきにくいところもあり、ピシッと緊張感のある姿勢をとることが苦手です。手先も不器用なので机の上のコップを倒したり、ペンや箸もよく落としたりします。素早く丁寧に字を書くのも苦手です。

また、五感の鋭さとは対照的に、暑い・寒いといった温度に対する感覚や痛み、平衡感覚《へいこうかんかく》などは鈍い傾向にあります。そのため、多少のケガややけどに気づかないことすらあります。

しかし、テレビゲームがすごく得意だったり、ピアノや絵などがプロ顔負けの腕前だったりするケースがあります。これは器用さ以上に模倣力が優れているためともいわれますが、特定の分野でのみ飛び抜けた能力を発揮することがあるようです。

まとめ

- **五感を中心に、感覚の偏りがある。**
- **動作がぎこちなく、スポーツ全般は苦手な傾向にある。**
- **特定の分野でプロ並みの能力を発揮することがある。**

8

アスペルガー症候群は特殊な才能の持ち主？

特別に犯罪者になりやすいわけではない

アスペルガー症候群に誤解を受けやすい面があるのは事実ですが、もっとも残念な誤解はアスペルガー症候群と犯罪率の関係についてではないでしょうか。アスペルガー症候群や発達障害の人が犯罪を起こしやすいというデータはありません。**アスペルガー症候群と普通（定型発達）の人の犯罪率に決定的な差などない**のです。

世間を騒がす少年犯罪や凶悪犯罪が起こると、犯人たちに対して精神鑑定が行われます。そして、アスペルガー症候群などの発達障害と診断された犯人がいるとわかると、メディアはこぞって診断名を取り上げます。

このとき、アスペルガー症候群の特性として、社会のしくみを理解していない、相手の気持ちが想像できないといった点を強調して伝えられることがあります。そのことをテレビや新聞で見たり聞いたりして、アスペルガー症候群と犯罪に強い結びつきがあるように感じる人も出てくるかもしれません。

たしかに社会的な常識やその場の状況に合わない言動によって、知らないうちに人のことを傷つけてしまっていたり、周囲を困惑させたりしていることもあるでしょう。しかし、アスペルガー症候群だからといって特別な悪意や危険な思想を持っているわけではありません。

むしろ、このような誤解を受けることで周囲から孤立させられてしまう状況に問題があります。身近な人に理解されない苦しさや孤独感があれば、誰でも不安になります。そのようなネガティブな心境の積み重ねによって、突発的に反社会的行動をとってしまうということもないとはいえないのです。

私はアスペルガー症候群の人たちへの理解を深め、彼らの生きづらさを少しでも解消していくことが犯罪防止という意味でも大切なことだと思っています。

天才的な能力を発揮する人もいる？

詳しくは第2章で述べますが、アスペルガー症候群は、正しくは「自閉スペクトラム症」というグループに含まれます。自閉症と呼ばれる発達障害と同じタイプの病気であり、完璧な線引きは難しいものです。そのため、自閉症に多く見られる「サバン症候群」のように突出した才能を、アスペルガー症候群の人も持っているのではないかと考えられています。とくに知的分野や芸術分野で極めて優れた能力を発揮するといわれます。ただし、かなり限定された能力であるというのが特徴的です。

サバン症候群の人が見せる特殊な能力

- 一瞬見ただけの風景を、細部まで性格に記憶して精密に描ける。
- 一度聴いただけの曲を正確に演奏することができる。
- 何万曲も記憶して演奏で再現することができる。
- ランダムに指定された日付の曜日を答えられる（カレンダー記憶）。

ちなみに「サバン」とは、フランス語で「知識人」「賢人」という意味です。自閉症特有の脳の使われ方が、並外れた才能を発揮することにつながっているといわれますが、そのメカニズムについてはまだ解明されていません。

さらに、アスペルガー症候群や自閉症だからといって、誰もがこういった能力を持っているわけではありません。むしろ、特殊なケースといえるでしょう。

まとめ

- アスペルガー症候群の特性が犯罪の原因となるわけではない。
- 天才的な能力を発揮する「サバン症候群」は特別なケースであり、誰もが当てはまるわけではない。

「こだわりの逸品」「こだわりの一杯」——こだわることは素晴らしい!?

誰しも「こだわりの逸品」とか「こだわりの一杯」といった言葉に強くひかれます。

量より質を求める飲食店やメーカーなどでは、素材にこだわり、製法にこだわり、見た目にももちろんこだわって、自慢の一品をつくり出しています。こんなふうに「こだわり」という言葉からは、「じっくり手間をかけてつくったもの」「素晴らしいもの」「誇らしいもの」といったポジティブなイメージが伝わってきます。

一方、「こだわり」とは、アスペルガー症候群の特性でもあります。ところがアスペルガー症候群の「こだわり」は、長所よりも短所として捉えられがちです。特定のものに興味が偏りすぎているために、「がんこ」「自己中心的」「マニアック」「変わり者」といった印象のほうが強くなってしまうようです。

同じ「こだわり」でも見方によって、捉え方によってイメージは180度変わってくるわけです。ただし、「こだわり」は「こだわり」です。ときにはアスペルガー症候群特有のこだわりが、ほかの人にはつくれない「逸品」になることもあります。ほんのささいなことでも、そのような場面に出会ったときには、「そのこだわり、すごい！」と捉えてみてはどうでしょう？　ドリップ式で一杯ずつ丁寧にいれてくれる……そんな珈琲専門店のようなこだわり方をぜひ認めてあげてください。

第2章

そもそもアスペルガー症候群って何だろう？

アスペルガー症候群は発達障害の1つであり、国際的な診断基準では「自閉スペクトラム症」に含まれます。そこで、アスペルガー症候群について、少し専門的な視点から理解を深めていきましょう。

9 アスペルガー症候群は医学的に見るとこんな障害

■「自閉スペクトラム症」としてまとめられている

第1章で「アスペルガー症候群は発達障害の1つである」と話しましたが、第2章では「発達障害とは何か」「アスペルガー症候群とは何か」について、国際的な診断基準も引用しながらもう少し詳しく説明していきます。

国際的な診断基準とは、アメリカ精神医学会の「**DSM**（**精神疾患の診断・統計マニュアル**）」と、世界保健機関（WHO）の「**ICD**（**疾病**《しっぺい》**および関連保健問題の国際統計**）**の手引き**」の2つのことです。2015年現在、「DSM－5（第5版・2013年改訂）」、「ICD－10（第10版・2010年改訂）」が使われています。

発達障害（「DSM」では神経発達障害と呼ばれている）とは、生まれつき脳機能に障害があり、成長とともに発達すべき能力に遅れがある障害と定義づけされています。そして、発達の遅れがある領域によって、大きく次の6つに分けられます。

全体的な知的能力に遅れがある①**知的発達症**、②言葉などの発達に遅れがある**コミュニケーション症**、不注意と多動・衝動性が見られる③**注意欠如・多動症**（ＡＤ／ＨＤ）、読み・書き・計算など特定の学習能力に遅れがある④**限局性学習症**（ＬＤ）、そしてコミュニケーション力の不足と興味の偏《かたよ》りという特性を併せ持つ⑤**自閉スペクトラム症**、運動能力に遅れがある⑥**発達性協調運動症**です。

このように現在では、実は「アスペルガー症候群」という独立した障害は存在しません。厳密にいうと、「ＤＳＭ－５（第5版）」に改訂されたときにそれまで使われてきた「広汎性発達障害《こうはんせいはったつしょうがい》」が「**自閉スペクトラム症**」となり、広汎性発達障害の中に含まれていた自閉症、アスペルガー症候群、特定不能の広汎性発達障害といった診断名が使われなくなったのです（59ページ参照）。

それまでは症状を基準に分類されていたのですが、これらの障害はそれぞれ独立させて扱わなければならないほどはっきりとした違いはなく、むしろグラデーションのように症状が重なり合っているケースが多かったのです。そこで、スペクトラム（連続体）という言葉を使い、「自閉という症状から広がる一連の障害」という意味で自閉スペクトラム症という新たな枠組みをつくってまとめられました。

ただし、「ＩＣＤ－10（第10版）」の改訂は、これから行われる（２０１７年を予定に進められている）こともあり、自閉症やアスペルガー症候群などの概念は、診断名とともに今後しばらく使われ続けるものと思われます。

したがって、この本でもこれまでどおり自閉症の中でも知的能力に遅れがないタイプを「アスペルガー症候群」と呼び、お話ししていきます。

アスペルガー症候群の歴史をヒモ解いてみよう

ここで、アスペルガー症候群の歴史について、簡単に触れておきます。その歴史は、ナチス・ドイツ時代にまでさかのぼります。

１９４４年、オーストリアの小児科医ハンス・アスペルガーは４人の子どもの症例を『小児期の自閉的精神病質』として発表しました。当時、差別や迫

発達障害

- 知的発達症
- コミュニケーション症
- 注意欠如・多動症（AD/HD）
- 限局性学習症（LD）
- 発達性協調運動症
- **自閉スペクトラム症**
  - 自閉症
  - **アスペルガー症候群**
  - 特定不能の広汎性発達障害

自閉スペクトラム症に含まれる障害は、
はっきりとそれぞれを区別することはできません。
自閉症には知的能力に
遅れがある場合と、ない場合があります。
遅れを伴わないタイプを高機能自閉症といい、
これはアスペルガー症候群と非常によく似ています。

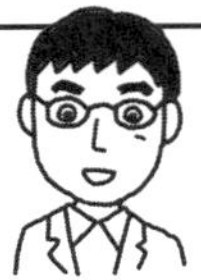

害の対象となっていたコミュニケーションに問題のある子どもたちを守るために、病気であることを証明したともいわれています。一方、アメリカでも、この前年の1943年にレオ・カナーという精神科医が『早期幼児自閉症』に関する論文を発表しており、ほぼ同時期に、世界のまったく違う場所で自閉スペクトラム症の研究が進んでいたことになります。

そのあと、カナーの論文は自閉症研究の基本書として英語圏を中心に広く知られるところとなりましたが、アスペルガーの論文はナチス・ドイツの敗北とともに歴史の中に埋もれ、しばらく誰の目にもとまりませんでした。それが1981年、イギリスのローナ・ウィングという児童精神科医によって再評価されたことがきっかけで一気に広まったとされています。

このときウィングは、社会性・コミュニケーション・想像力における障害(これを「3つ組の障害」と呼んだ)を持っていながら、自閉症と診断されないケースがあることに気づきました。当時は、言葉によるコミュニケーションがそれなりにとれていると、自閉症と診断されるケースは少なかったのです。そこで自身が扱っていた34の症例について、アスペルガーが論文で紹介したケースに一致するということを主張し、自閉症とは別の「アスペルガー症候群」という診断名をつけることで援助や療育の対象を広げようと考えたのです。

このことがきっかけとなって、のちにアスペルガー症候群も障害として認められるようになりましたが、先に挙げた「ＤＳＭ」や「ＩＣＤ」に採用されるようになるまでには、さらに10年という年月がかかっています。それが現在は、「自閉スペクトラム症」という診断名に統一されつつあるというわけです。

まとめ

- アスペルガー症候群は発達障害の1つであり、自閉スペクトラム症に含まれる。
- 自閉スペクトラム症は、「自閉という症状から広がる一連の障害」という意味。

10 アスペルガー症候群と間違いやすい障害や疾患がある

判別には注意が必要！

アスペルガー症候群は、他の障害や疾患《しっかん》と混同されがちな障害でもあります。中でもまぎらわしいのが、同じ発達障害であり、知的能力に遅れがないという点で共通項のある注意欠如・多動症（AD／HD）や限局性学習症（LD）です。さらに発達障害以外では、統合失調症や強迫性障害といった精神疾患の症状とも似た部分があります。

発達障害は脳機能の障害という共通点がありますが、精神疾患の一部には脳機能には問題がなくストレスなど環境的な要因によって発症するものもあります。それぞれ発症の要因や対処の仕方が違ってきますので、軽々に間違った自己診断をしないためにも、アスペルガー症候群とよく似た症状の障害や病気があるということを知っておいてください。

【発達障害】注意欠如・多動症（AD／HD）

AD／HDは、子どもの頃に不注意や多動・衝動性の症状が表れます。成長とともに軽くなるケースが多いのですが、半数程度は青年期まで、さらにその半数は成人になっても症状が続くともいわれます。多動・衝動性が強いタイプ、不注意が強いタイプ、両方の混合タイプがあります。

多動・衝動性の症状としては、「じっとしていられずいつも活動している」「気持ちが抑えられず、衝動的に行動してしまう」などがあります。不注意の症状としては、「忘れ物が多い」「集中し続けられない」「段取りが苦手」などがあります。**アスペルガー症候群とは、気持ちのコントロールがうまくいかない部分や、不注意によって同じミスを繰り返すといった部分で重なります。**

【発達障害】限局性学習症（LD）

知能面の発達にとくに問題がないにもかかわらず、ある特定の学習のみがどうしてもうまくいかない障害です。中でも文字を読むことが難しい「読字障害」、文字を書くことが難しい「書字障害」、計算をすることが難しい「算数障害」の3つが代表的です。

また**「聞く」「話す」「推論する」といったことがうまくできないケースがあり、これらをコミュニケーションの障害と捉《とら》えるとアスペルガー症候群の症状と重なります。**アスペルガー症候群と併せ持っていることの多い障害でもあります。

[精神疾患] 統合失調症

統合失調症は脳を統合する機能が正しく働かないことで、幻覚や幻聴、会話がつながらない、感情の起伏がないといった症状となって表れます。

幻覚や幻聴は、記憶力のよさからトラウマを抱えやすいアスペルガー症候群にも起こるフラッシュバック現象と近いものがあります。また、一方的に話をしたり、**話がまとまらなかったりするところや、アイコンタクトや仕草によるコミュニケーションが苦手で無表情になりがちなところなども似ています。**

アスペルガー症候群との鑑別診断は専門家でも難しい場合があります。軽々に自己診断はしないほうがよいでしょう。

［精神疾患］強迫性障害

強迫性障害は何かの考えにとらわれ、特定の行動を繰り返してしまう疾患です。症状にはいくつかのタイプがありますが、中でも、たえず汚れを気にして洗わずにはいられない「手洗い強迫」、戸締まりを何回も確認してしまう「確認強迫」などがよく知られています。**特定のことに対するがんこさや強いこだわり、繰り返しの行動パターンなどがアスペルガー症候群の特性と重なります。**

最近まで、アスペルガー症候群を含む発達障害は、育て方やしつけが原因だと考えられていました。実際に親の愛情不足や過度な干渉が疑われ、批判されることもありました。いわば、後天的にかかる「心の病」と思われていたのです。しかし、現在ではっきりと否定されています。

まとめ

- **アスペルガー症候群とよく似た発達障害や精神疾患がある。**
- **アスペルガー症候群と精神疾患を合併しているケースも多く、正確な判別には注意が必要である。**

11 アスペルガー症候群は心の病気ではない

育て方やいじめ、虐待が原因ではない

繰り返しになりますが、発達障害は脳機能の不全によっていくつかの領域で成長が遅れたり、妨《さまた》げられたりして起こる生まれつきの障害です。**生まれたときには普通（定型発達）だった子が、親の育て方や成長過程で受けた虐待やいじめなどが原因で発達障害になるのではありません。**

ただし、脳のどの部位にどのような障害があるのかまでは、個人差もあり、完全には解明されていません。想定される部位としては複数の情報を処理する連合野《れんごうや》、情動の制御にかかわる帯状回《たいじょうかい》や扁桃体《へんとうたい》、記憶にかかわる海馬《かいば》、人間らしさを司《つかさど》る前頭葉《ぜんとうよう》などで、さらにこれらを取り巻く神経系にも障害があることで脳全体のネットワークがうまく働いていない状態だと考えられています。

そして、現在ではこうした脳機能の障害は、**遺伝的要因**と**環境的要因**によって生じることがわかってきました。

親から子に受け継がれる遺伝子の中には、「発達障害になりやすい遺伝子」が存在します。遺伝子があるだけで発達障害になるとは限りませんが、その可能性は持っていることになります。これが遺伝的要因です。この遺伝子を持っている人が環境的要因によって影響を受けると、発達障害になるのです。環境的要因とは、遺伝子に直接作用する物質のことで、たとえば農薬や殺虫剤に含まれる化学物質（環境ホルモンなど）が挙げられます。また、妊娠中の喫煙なども環境的要因の1つと考えられています。

つまり、親が発達障害であるからといって、生まれた子どもも必ず発達障害になるわけではありません。ただし、そこに環境的要因が合わさることで、その確率は高くなるのです。

生まれつき脳の使い方が違うから認知にもズレが生じる

ところで最近の脳科学の研究により、アスペルガー症候群の人は通常とは違った脳の使い方をするらしいことがわかっています。

たとえば、多くの人は相手の感情を、その表情などから読み取ることができます。笑顔を見れば「楽しいんだな」、目を吊り上げていれば「怒っているぞ」という具合に解釈します。ところがアスペルガー症候群の人は相手の表情から感情を読み取る機能がうまく働かないため、通常とは異なる脳の部位を活性化させて答えを導き出そうとしていることがわかったのです。

このようにアスペルガー症候群の人は、**生まれたときから脳の使い方が違うために「認知のズレ」が生じている**と考えられます。相手の表情や気持ちを読めないといわれてしまうのも、こうした脳の使い方の違いが影響しているのです。

先ほど、育て方はアスペルガー症候群の原因ではないといいましたが、アスペルガー症候群の子どもに対し、親を含めた周囲の人たちがどのように接するかは、その子のその後の成長に大きく影響します。

子どもはみんな、成長する力と多くの可能性を持って生まれてきます。たとえ何らかの発達障害があっても、成長する過程で周囲からよい影響を受けていれば、ゆるやかであっても発達は促され、必要な社会性を身に付けていくことができるのです。ところが、その子の特性を考慮することなく、間違ったかかわり方をし続けてしまうと、成長する力が阻害《そがい》されてしまい、ひどいときにはうつ症状などの二次障害（詳しくは70ページ）を引き起こすこともあり得ます。

これは相手が成長過程にある子どもだけでなく、大人にも当てはまります。もし理解しがたい言動で困らされることがあったとしても、**適切な対処方法を教えれば、人より時間はかかっても理解し、実践していくことはできる**のです。

まとめ

・アスペルガー症候群は、育て方やしつけが原因で起こる障害ではない。

・遺伝子による遺伝的要因と化学物質などによる環境的要因によって、脳に障害が起こって生まれてくる。

12 かかわり方によっては二次障害を引き起こす

二次障害でアスペルガー症候群に気づくことも!?

アスペルガー症候群の人は生まれつきの脳機能によって「認知のズレ」があるため、まわりの人たちがいっていることがわからない、自分のいっていることが理解されないといったことがしょっちゅう起こります。決して大げさではなく、絶え間なく挫折感を味わい続けている人もいます。そのうえ変化に弱く、不安を持ちやすい特性もあるため、慢性的なストレスにさらされることになります。

ところが本人がアスペルガー症候群であると自覚していないと、周囲にとっては理解や対処のしようがなく、単なる「変わった人」「困った人」として扱われがちになります。みんなと同じように振る舞えないことに対し、強く責めたり、排除したりしようとして追い込んでしまうケースが少なくないのです。

その結果、**心身症、対人恐怖症、気分障害（うつ症状）、摂食障害、睡眠障害などの病気が二次障害として表れる**ことがあります。二次障害といっても、これらの症状が先に出て、その原因を探っていくうちに実はアスペルガー症候群だったとわかるケースがよくあります。

二次障害が発症した場合には、通常の精神疾患と同じように薬物治療やカウンセリングで対処することになりますが、アスペルガー症候群は薬に敏感で効きやすい特性を持っているため、診断と治療法には十分な注意が必要です。

主なアスペルガー症候群の二次障害

①心身症

人間関係のストレスや不安、悩みなどによる不調が、腹痛、頭痛、食欲不振などの症状となって表れます。

出かける前になると必ずお腹が痛くなるような場合は、その背景に「外に出るのは不安だから、出かけたくない」という気持ちが隠されているかもしれません。

②対人恐怖症

社会とうまくかかわれない状態が続くことで自信を失い、人と会うのが苦痛になったり、怖くなったりして誰とも会えなくなってしまいます。アスペルガー症候群の人は、まわりの人が当たり前にできることが自分はできないという現実に直面して自己評価が下がり、そのことで対人恐怖を起こし、場合によっては引きこもりになってしまうことがあります。

③気分障害

気分に波があり、ゆううつな気分が続く、眠れない、食欲がない、何ごとも楽しめないといったうつ状態と、調子のいい状態が交互にやってきます。これにより、周囲とのミスマッチが生じている場合は気分障害といえます。

アスペルガー症候群は ─ フラッシュバックを起こしやすい！ ─

アスペルガー症候群の人は記憶力がよすぎるため、
不快なことや嫌だったことをよく覚えている。
忘れることができないのだ。そのため、
PTSD（虐待などのトラウマ体験による
心的外傷後ストレス障害）に苦しむ人も大勢いる。

⇩ そのため ⇩

そのつらい体験や怖い体験を突然思い出す
「フラッシュバック」を起こしやすく、
ひどいときにはパニックに陥ってしまうこともある。

（例）幼児虐待などによるPTSDがある場合

① **部屋のドアが大きな音を立てて閉まった瞬間、**
突然「親に大声で何度もきびしく叱られた記憶」を
思い出し、パニックになった。

② **友達にふいに勢いよく抱きつかれたら、**
ふと「親に叩かれて痛い思いをしたこと」を思い出し、
パニックになった。

④睡眠障害

日頃のストレスによってなかなか眠りにつけない、夜中に何度も起きてしまうなどの症状となって表れます。薬物治療が効果的ですが、人によっては薬が効きやすいので、薬の種類や量に十分な注意が必要です。

⑤自傷行為

一般的な自傷行為では、薬物の大量摂取やリストカットなどによって自分を傷つける行為を繰り返します。ただし、アスペルガー症候群の場合は、子どもの頃から、気に入らないことがあると頭を壁に打ちつける、手で頭を叩くなどの行動を起こします。コミュニケーションがうまくとれないことによるストレスが原因と考えられます。自傷行為は本人からのSOSと考えてあげる必要があります。

⑥摂食障害

前述の①～⑤までは「コミュニケーション力の不足」という特性によって起

こるものでしたが、摂食障害は「興味の偏り」によって起こるものです。
この障害には食べることをやめられなくなる過食と、逆に食事をいっさいとらなくなる拒食があります。これは、独特な味覚を持っていることが影響している場合もあります。

まとめ

・周囲とうまくかかわれないことで強い不安やストレスを感じ続けると、二次障害として別の病気になることがある。
・二次障害の原因を探った結果、アスペルガー症候群だと気づくこともある。

13 「もしかしてあの人、アスペルガー?」と思ったら

大切なことは障害の有無ではない

ここまで、アスペルガー症候群のいろいろな特性や症状についてお話ししてきました。みなさんの中には「あの人、やっぱりアスペルガー症候群かもしれない」といった疑いが確信に変わった人もいるかもしれませんね。

しかし、考えてほしいのはここからです。

本人にアスペルガー症候群という自覚がない、あるいは多少の自覚があっても本人は困っておらず何かを改善しようと思っていない場合には、診断を受けても意味がない可能性があるからです。あくまでも私の個人的な考えですが、大人の場合は**本人が日常的に困っていて、その原因が自分にあるのかもしれないと思いはじめたときが、診断を受ける絶好のタイミング**です。

たとえば、すでに本人の努力と周囲の理解でうまくいっているようであれば、アスペルガー症候群の特性がありそうだからといって無理に診察を受けさせる必要はないと思います。しかし、本人が生きづらさを感じていて、まわりも困り果てている……といった状況であれば、本人と話し合ってなるべく早く専門家に相談したほうがいいでしょう。

ただし、その場合でも告知についてはアスペルガー症候群という障害に関して、本人もまわりの人たちもきちんと理解していることが大前提です。もしアスペルガー症候群だと判明しても、**アスペルガー症候群にはどういう特性があって、付き合うときにどういう点に気をつけなければならないかを具体的に考えるほうが先だから**です。

なぜなら、先述したようにアスペルガー症候群であることで問題視すべきは障害の有無ではなく、その特性によって周囲とのミスマッチ（不適応）が起きているかどうかにあるからです。

最近はアスペルガー症候群という病名が一般的に知られるようになってきて、インターネットなどで専門的な情報を得やすくなっています。ただし、アスペルガー症候群を含む発達障害は子どもの病気だという認識が根強く、日本の精神科医の中で、とくに「大人の発達障害」に詳しい専門医はあまり多くないのが実情です。

そのため、すでに二次障害が起こっている場合などは、他の精神疾患と診断されてしまうケースも少なくないように思います。それだけ診断の難しい障害ともいえますので、診断に納得のいかないときはセカンドオピニオンを受けることも検討してみてください。

アスペルガー症候群の診断基準とは？

第1章でお話ししたように、アスペルガー症候群には次の3つの大きな特性と、感覚過敏や身体面の不器用さといった特徴があります。

①空気（相手の気持ち、場の雰囲気）を読むことができない。
②言葉の理解や使い方が独特。
③同じパターンを繰り返す（興味や行動の偏り）。

ただし、**特性の程度や症状には個人差があり、100人いれば100通りの**

表れ方があります。たとえば、コミュニケーションをとるのが苦手といっても、程度が軽い人であれば、ささいな日常的な会話は普通にできて、自分から積極的に声をかけることもあります。

専門家であれば、現在の状態からアスペルガー症候群かそうでないかをある程度は推《お》し量《はか》ることはできるものですが、やはり子どもの頃の話は大きな手がかりとなります。特徴的な行動が子どもの頃からのものでなければ、アスペルガー症候群である可能性は低くなります。

診断基準として多くの診療機関が採用しているのが、先にも紹介した「DSM（精神疾患の診断・統計マニュアル）」と「ICD（疾病および関連保健問題の国際統計）の手引き」のどちらかです。

まとめ

- **本人に自覚や改善の意思がなければ、診察に意味がないケースが多い。**
- **大事なのは特性の有無ではなく、周囲とのミスマッチが起きていないかどうか。**

■「あの人、アスペルガーかな？」チェックリスト

もし「あの人、もしかしてアスペルガーかな？」と思う人がいたら、その人の言動で当てはまるものにチェックを入れてみてください。多く当てはまるようであれば、その人はアスペルガー症候群かもしれません。その人の特性を理解し、認めてあげることから始めましょう。

◆友達と一緒にいる・会話をしているとき

□人の話を聞こうとせず、自分の話ばかりを一方的にする。
□まわりがなぜ笑っているのか理解できていないときがある。
□話の流れを無視して、まったく関係のない話をし始める。
□目をちっとも合わせてくれない、もしくは凝視してくる。
□失礼なことを平気でいう。(例)「太ったよね？」「退屈だ」など
□会話中の物音や雑音をひどく嫌がる。
□同じ話や言葉を何度も繰り返す。

□肩を叩いたり、腕に触れたりすると嫌がる。
□冗談でいったことを真に受けて怒ることがよくある。
□空気が読めないことをしたり、いったりする。
□「お金を貸して」というと簡単に貸してくれる。
□「誰にもいわないで」というと本当に誰にもいわない。

◆会社で働いているとき

□まわりの状況を気にしていない。
（例）自分の仕事が終わったらすぐ帰る。
□いわれたことしかやらない。超マイペース。
□上司にもタメ口で話すなど、敬語がうまく使えない。
□急なスケジュール変更があると明らかに混乱している。
□ルールや数字に厳しく、例外を認めない。
□同じようなミスを繰り返す。
□机の上やカバンの中はいつも荷物であふれている。整理整頓が下手。

14 アスペルガー症候群は薬では治らない

正しい理解と適切なかかわりが大事

アスペルガー症候群を「治す」ことのできる治療法というものは、今のところありません。そもそも**「治る、治らない」という考え方が当てはまらない**といえます。ただし、心身症や気分障害（うつ症状）、睡眠障害といった二次障害に対しては薬物治療などが有効な場合もあるので、症状がつらいという場合は専門医の診察をすすめるとよいでしょう。

アスペルガー症候群の特性を放置すると、大人になるとより周囲との摩擦を生み、ストレスの原因となっていきます。特性である以上、いくら頑張ってもできないことがあるのです。本人としては、自分にできないことは何か、どういうことが難しいのかを理解したうえで、社会生活をスムーズに送るためのコツを身に付けていくことが必要です。

このとき、まわりの人たちに求められるのは、障害に対する正しい理解と適切なかかわりです。具体的なかかわり方については、第3～4章でさまざまなケースごとに詳しくお話ししていきます。

■支援制度を上手に活用しよう

まだ決して十分とはいえませんが、徐々に公的な支援のしくみも広がってきています。2005年、アスペルガー症候群を含むあらゆる発達障害（神経発達障害）に対して、その自立と社会参加の援助について、国と自治体の責務を規定した「発達障害者支援法」が施行されました。

それに伴って各都道府県・指定都市の実情を踏まえ、自治体では「発達障害情報・支援センター」を設立。発達障害者（児）やその家族からの相談に応じて支援を行うとともに、関係施設と連携し、より充実した支援体制の整備を推し進めています。

その1つとして、アスペルガー症候群などの発達障害者は、「自立支援医療制度」の対象となっています。この制度により、発達障害に関係する医療費は原則1割の自己負担額で受けられます。

また、発達障害の人たちの就労相談に応じてくれる公共機関もあります。発達障害の特性を踏まえたうえでサポートしてくれる専門機関ですから、職場でトラブルを起こしやすい、長続きしないなどのときには、ぜひ活用してみてください。

また、厚労省は「ジョブコーチ支援制度」というサポートも実践しています。ジョブコーチとは、本人の職場に出向き、その人が職場になじむために必要なことを提案してくれる制度のことです。コミュニケーションのとり方や職場環境の整え方などを具体的に指導してくれます。会社などが地域の障害者職業センターや福祉事務所に相談し、派遣してもらうというやり方が一般的です。

まとめ

- **アスペルガー症候群は薬や手術などで治せるものではない。**
- **国や地方自治体の支援制度を上手に活用しよう。**

ー 代表的なサポート機関 ー

発達障害情報・支援センター

ddis　検索

日常生活において発達障害に気づくための
基本的な情報をはじめ、発達障害者を支える制度や施策、
相談窓口などについての情報がまとめられている。

ジョブコーチ支援制度

支援のしくみ

本人に対してだけでなく、事業主や上司・同僚、家族への
助言も行う。ジョブコーチがいなくても働けるような
環境をつくっていくことがねらい。

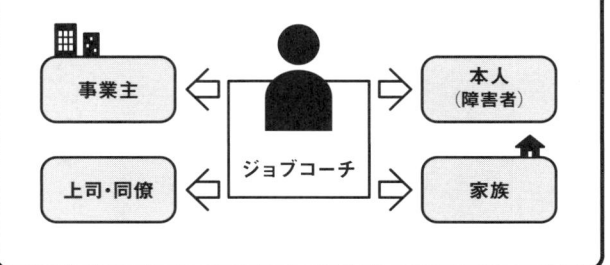

事業主
本人
(障害者)
ジョブコーチ
上司・同僚
家族

15 家族として、友人としてできること

理解したうえで〝寄り添う〟ことが大切

子どもの頃にアスペルガー症候群と診断された場合、両親の受け止め方にそれぞれ共通した傾向が見られます。

男親は、「自分もこんな子だった」「大人になれば治るだろう」と楽観的であることが多いです。これはポジティブというよりも、現実を受け止められていないためともとれます。典型的な男性脳を持つ男親の場合、自分の理論に当てはまらないことは理解を放棄してしまうところがあります。これでは適切なサポートが受けられず、本人にとっては苦しい日々が続いてしまいます。

一方、女親は現実をありのままに受け入れる傾向があります。女性脳には、複雑なものは複雑なものとして受け入れる土台が備わっているのです。実は、

こうした姿勢こそがアスペルガー症候群には適切なかかわり方といえます。

かかわることをあきらめて放っておくのではなく、だからといって**「なぜできないの?」「どうして?」などと詰め寄って、心理的に追い込むのでもなく、本人のありのままの状態を認めたうえで寄り添っていくかかわり方**です。

アスペルガー症候群の人は人間関係においていつもコンプレックスがあり、疎外感や孤独感を感じていることが多いだけに、家族や親しい友人はもっとも味方になってほしい存在です。そんな身近な人たちにできることは、彼らの特性を理解し、本人の行動を照らし合わせながら分析(アセスメント)し、具体的にどのようなサポートが必要なのかを考えることです。ひと言でいえば、一緒にミスマッチを改善していくようにしようということです。

相手の言動の意図がわからない、心が見えないと感じたまま付き合っていくのは、まわりにいるあなたにとってもつらいことだと思います。つらくなってあなた自身が壊れてしまう前に、もっと相手のことをありのまま受け止めるようにしてください。**社会的な常識やルールはいったん忘れて、悩まされていた言動がアスペルガー症候群の特性によるものだと理解する**だけでも、きっと少し気楽に向き合えるようになるはずです。

接し方には基本的なルールがある

アスペルガー症候群の人とコミュニケーションをとるためには、言葉の選び方や話し方に工夫が必要です。ここではとくに気をつけてほしい3つのポイントについてまとめました。

①自分の常識を外そう！

アスペルガー症候群の人は、多くの人たちと認知のメカニズムが違います。「こうあるべきだ」という固定観念や常識を持って接すると、そのギャップはなかなか埋まりません。人はそれぞれ違って、考え方もさまざま。コミュニケーションにおいて、多少のズレはあって当然。それくらい大きく捉えて付き合うとよいでしょう。

②相手の特性に合わせてみよう！

相手の特性に気づいたら、それに合わせてみましょう。相手に問題行動が多く、自分がそれをフォローする関係になると思うと、自分ばかりが損をさせられているように感じるかもしれません。しかし、たとえ発達障害でなくても、能力の発達における凸凹はあります。誰でも得意なことで人の役に立って、苦手なことは助けてもらっています。アスペルガー症候群の人もそれと同じだと思えば、腹の立つことも少なくなるのではないでしょうか。

③感情的になって話さない！

アスペルガー症候群の人は、感情とメッセージの両方を同時に受け取って処理することは苦手です。ですから、たとえば失敗に対して怒りをあらわにして伝えると、「この人は怒っているな」という認知が精一杯で、なぜ腹を立てているのかまでは理解できなくなります。そこで、伝えたいことはなるべく冷静に話すようにしましょう。落ち着いて話せばきちんと理解してくれます。

まとめ

- **行動を分析し、特性を見極めることから始める。**
- **接し方の3つの基本ルールをおさえておこう。**

アスペルガー症候群の偉人たち
——理系と芸術の分野でひときわ輝く!?

世界の偉人の中には、アスペルガー症候群（自閉スペクトラム症）だったといわれる人たちがいます。

たとえば、相対性理論によって物理学の分野に革命を起こし、ノーベル物理学賞を受賞したアインシュタインは、学生時代に語学や歴史を苦手としていた半面、自然科学には強い興味を示し、ひたすらその知識を深めていったといわれています。興味・関心の持ち方にアスペルガーらしい偏りが見られます。

また、芸術の分野で独特な才能を発揮する人もいます。中でもカナダのピアニストのグレン・グールドは、いかにもアスペルガーらしいエピソードにあふれています。演奏のときにはいつも同じイスを使っていたとか、指揮者の出すテンポに合わせることを拒み、自分の主張を譲らなかったとか……こだわりの強さが感じられます。さらに、真夏でもマフラーやコートを着用している姿は奇妙でもあり、特徴的でもあります。

しかし、アスペルガー症候群の人は感情を伝えるのが苦手といわれながら、グールドの紡《つむ》ぎ出す音楽は繊細かつ雄弁で心に訴えかけてくるものがあります。音楽で感情を表現しているのでしょうか。クラシックが苦手な人にもぜひ聞いてみてほしい、私の大好きな音楽家です。

ただし、いずれの偉人についても実際に診断された記録が残っているわけではありません。逸話などからの類推にすぎませんが、十分に可能性はあると思います。

第3章

アスペルガー症候群の特徴と対処法〈一般生活編〉

アスペルガー症候群の人の独特な言動は、友人や家族といった親しい間柄であってもトラブルになるケースが少なくありません。具体的なケースを見ながら、対処法を理解していきましょう。

A's story 私のパートナーって、もしかして……？

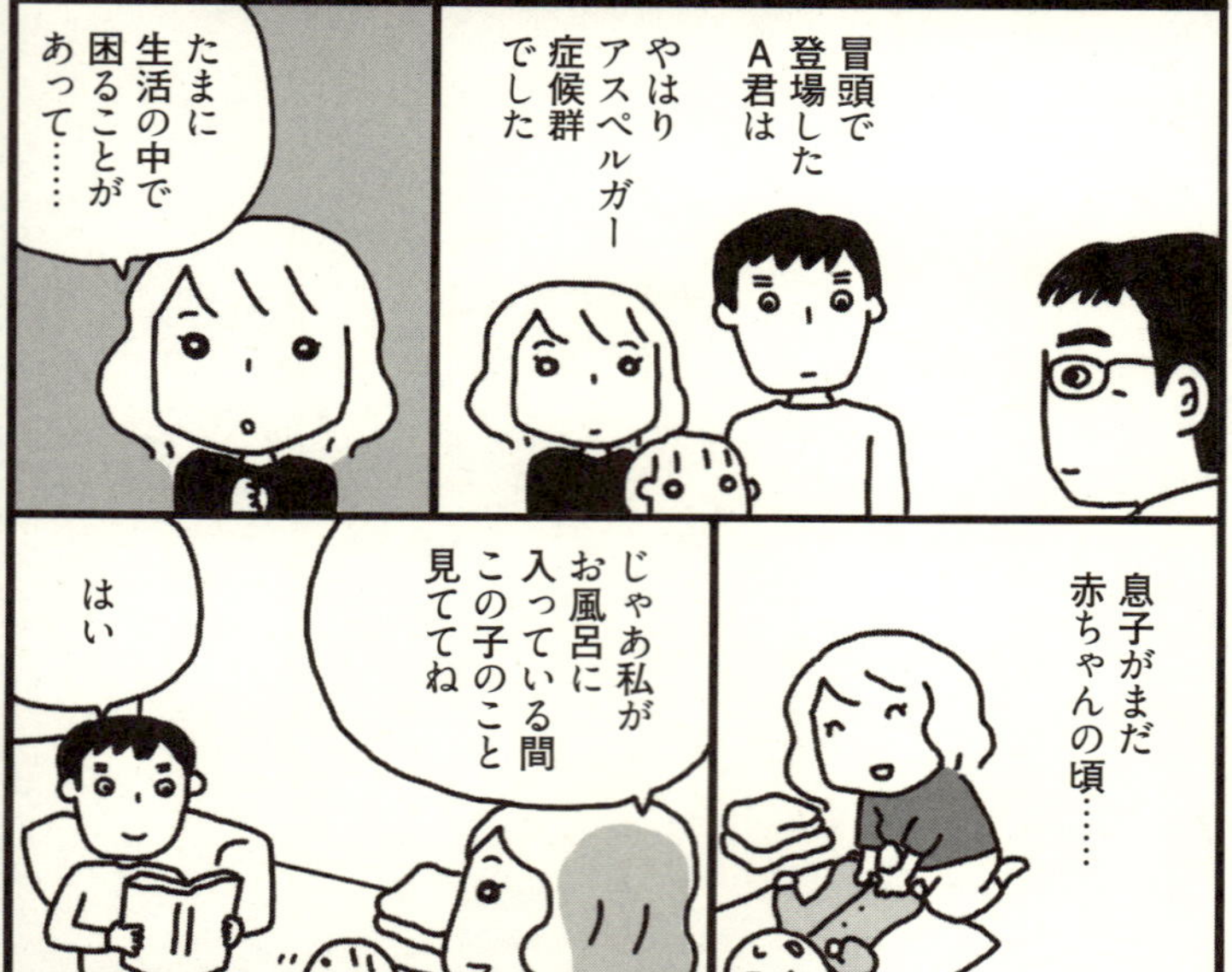
冒頭で登場したA君はやはりアスペルガー症候群でした
たまに生活の中で困ることがあって……
息子がまだ赤ちゃんの頃……
じゃあ私がお風呂に入っている間この子のこと見ててね
はい
びぇーん
パパがいるから大丈夫よね……
びぇ～ びぇーん
ガラ
なんかおかしい？
びぇーん
バタ
バタ

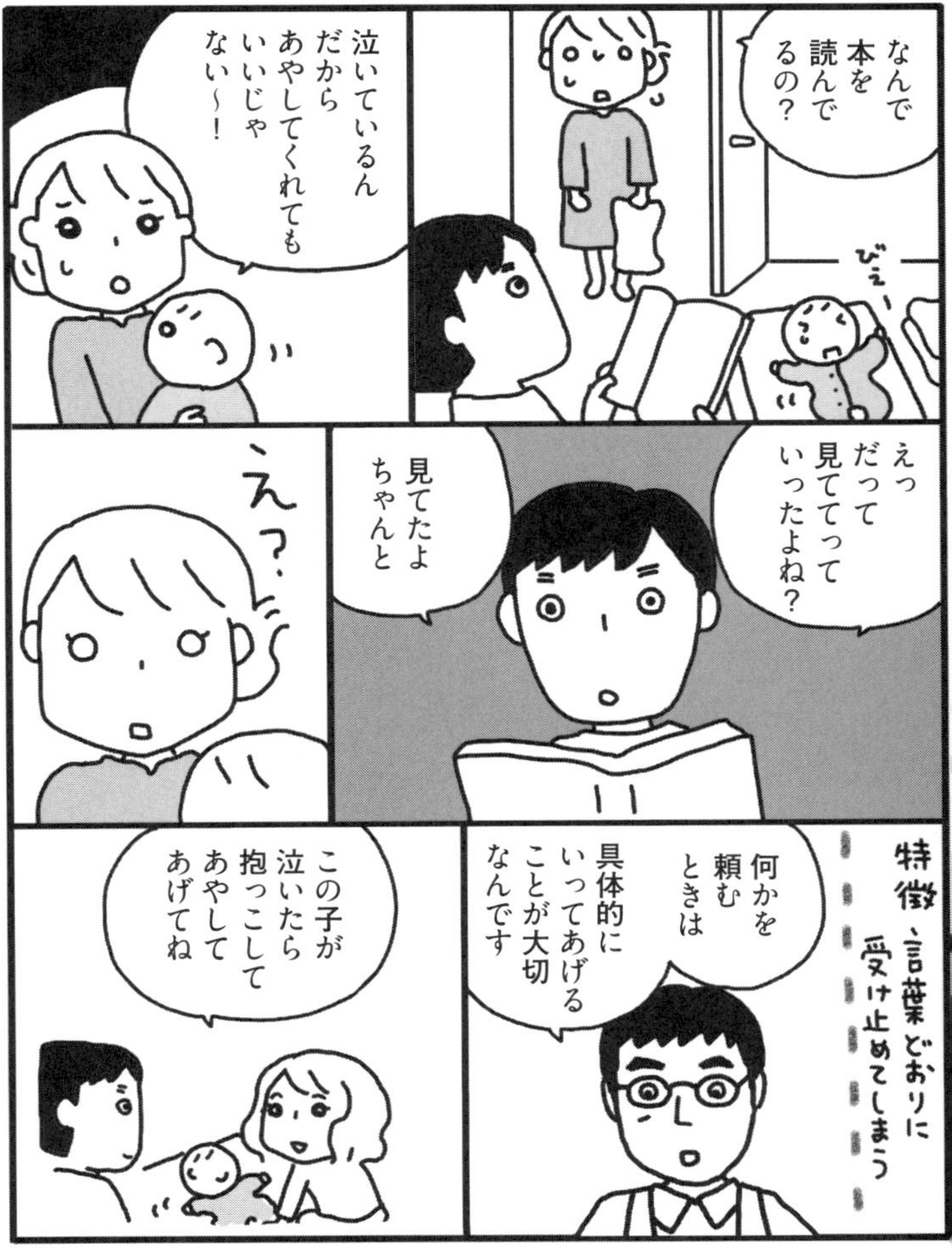
なんで本を読んでるの？
びえ～
泣いているんだからあやしてくれてもいいじゃない～！
えっだって見ててっていったよね？
見てたよちゃんと
え？
特徴、言葉どおりに受け止めてしまう
何かを頼むときは具体的にいってあげることが大切なんです
この子が泣いたら抱っこしてあやしてあげてね

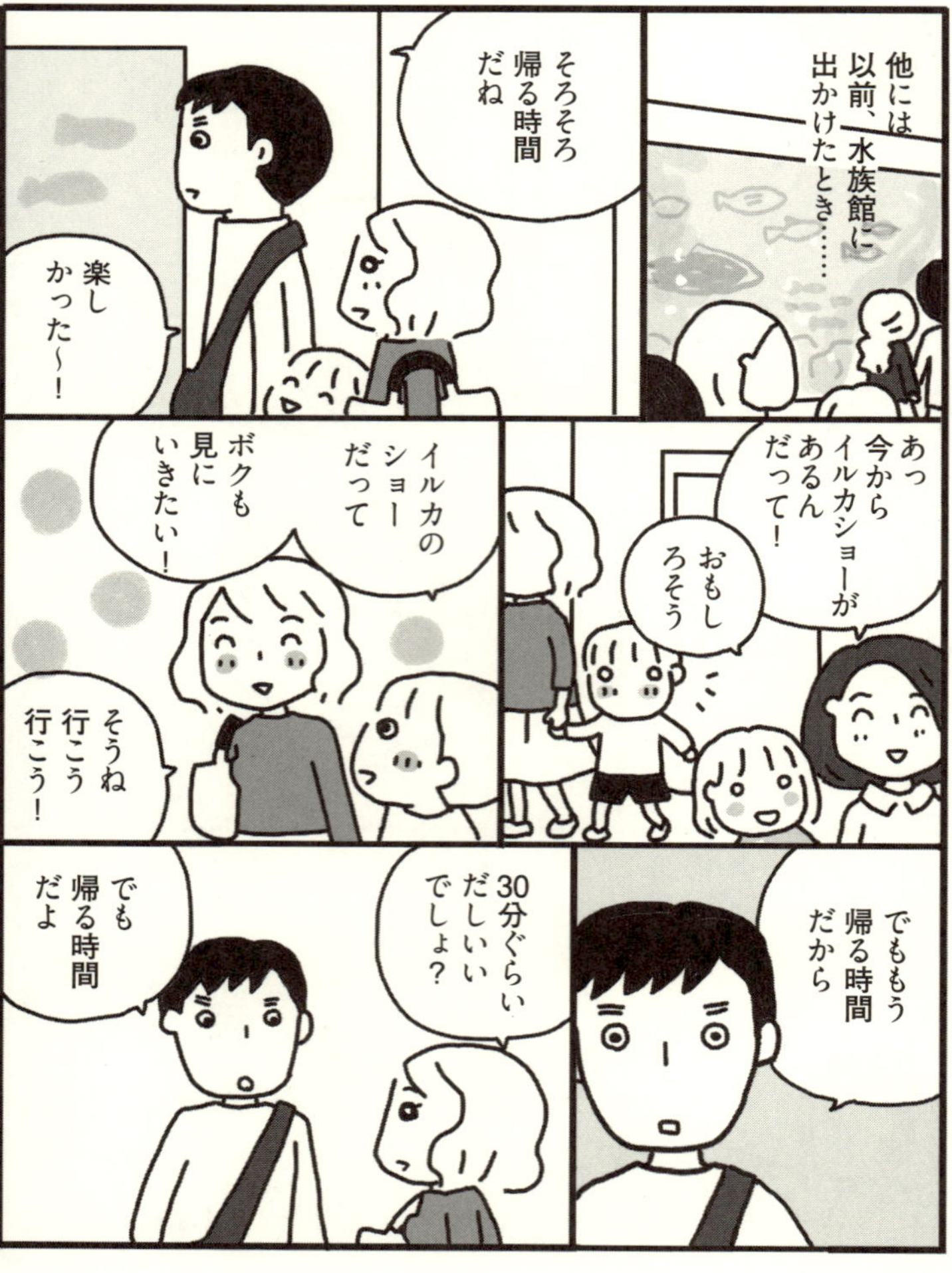
他には以前、水族館に出かけたとき……
そろそろ帰る時間だね
楽しかった〜！
あっ今からイルカショーがあるんだって！
おもしろそう
イルカのショーだってボクも見にいきたい！
そうね行こう行こう！
でももう帰る時間だから
30分ぐらいだしいいでしょ？
でも帰る時間だよ

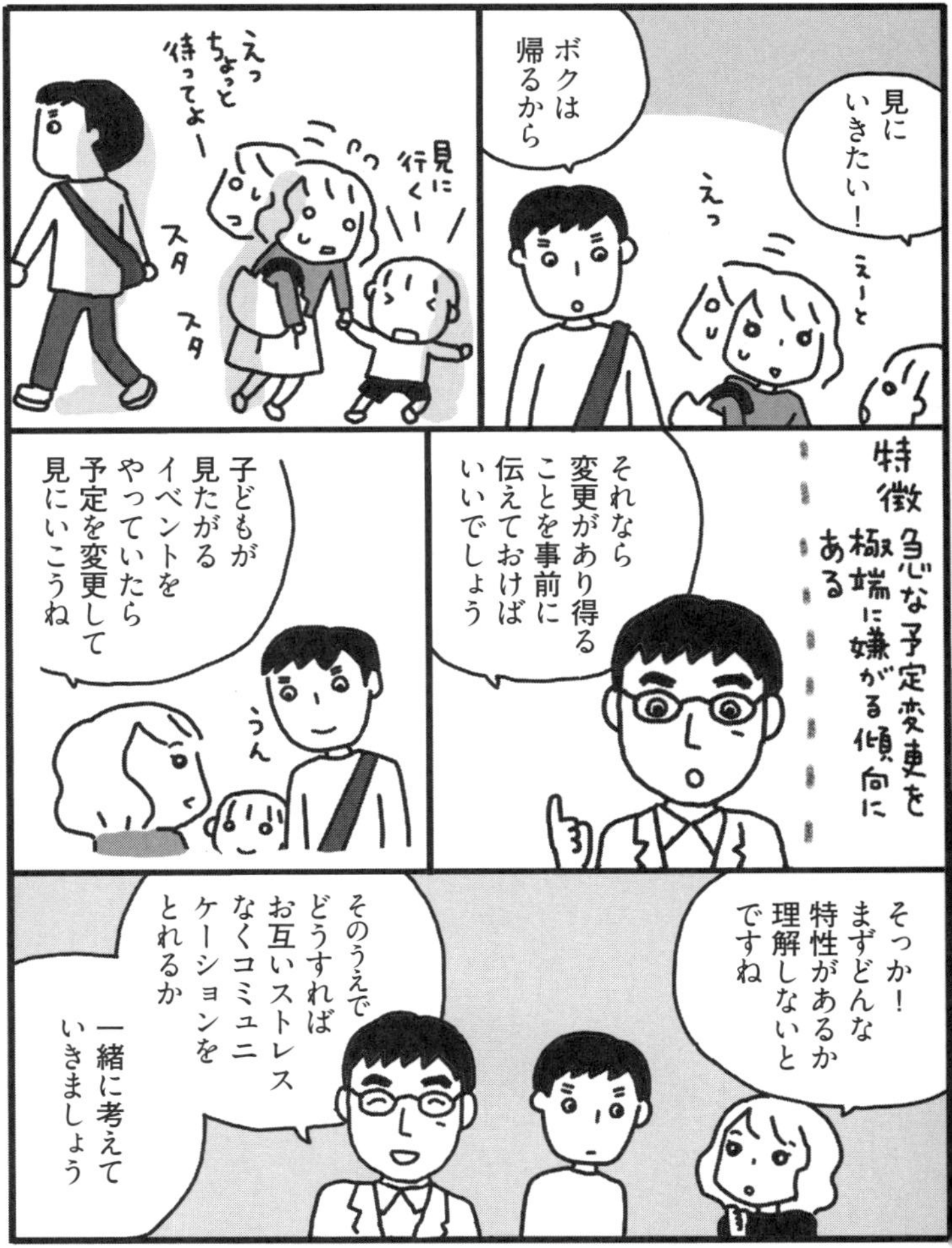
見にいきたい！
えっ
えーと
ボクは帰るから
見に行く
えっちょっと待ってよ～
スタ
スタ
特徴 急な予定変更を極端に嫌がる傾向にある
それなら変更があり得ることを事前に伝えておけばいいでしょう
子どもが見たがるイベントをやっていたら予定を変更して見にいこうね
うん
そっか！まずどんな特性があるか理解しないとですね
そのうえでどうすればお互いストレスなくコミュニケーションをとれるか
一緒に考えていきましょう

case 1

朝のメニューはいつも同じでいい！他のものはいらない！

——同じパターンを繰り返す（Hさん・男性・30代）

■ルーティンを乱されると混乱してしまう

Hさんは**毎朝のルーティンが完璧に決まっています。**

起きたらすぐにコップ1杯の水を飲み、新聞をとりに行き、主要な記事にひと通り目を通します。そしていよいよ朝食となるのですが、Hさんの朝食メニューはいつも決まって同じものです。

厚切りトースト1枚とスクランブルエッグ、そしてミルク入りコーヒーです。Hさんは長いことずっとこのメニューを続けています。トーストにする食パンの銘柄と厚さ（6枚切り）は絶対に同じものであること、スクランブルエッグは固めにすること、コーヒーに入れるミルクは豆乳であること……など、彼なりのこだわりがいくつもあります。

一緒に食卓を囲む奥さんとしては、いつも同じで飽きないのだろうかと心配になり、おいしいと評判のパンがあれば買ってきたり、たまには卵以外のおかずがあってもいいのではないかとウィンナーやサラダを出してみたり。でも、そういった思いやりは彼にとっては余計なことらしく、奥さんが準備したものにはいっさい手をつけません。

Hさん「何でウィンナーやサラダがあるの？」

奥さん「いつもと同じメニューだけじゃ飽きちゃうかなと思って」

Hさん「飽きないよ」

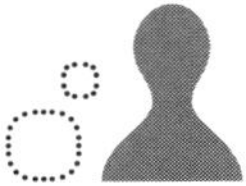

Hさん

何でわざわざ違うものを出してくるのだろう？
僕が毎日、これを食べることはわかっているはずなのに。

反対に、**いつものパンがなかったときには、Hさんはたちまち不機嫌になって、ひどいときには奥さんに怒りをぶつけてくることすらあるそうです。**

なぜだろう?

アスペルガー症候群の傾向

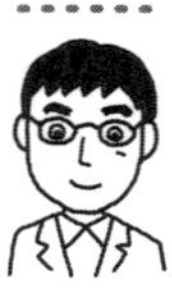

アスペルガー症候群の人は、パターン化した行動を繰り返すことで安心感を得ています。そのため、いつも通りではないと、たちまち不安を感じ、戸惑ってしまいます。頭の中にはルーティンしかないので、それ以外の状況に出くわすと、もはや対処しようがないのです。

一流アスリートの中には、試合がある日の行動は前日の夜からすべて決まっているという人がけっこういます。こういったパターン行動に対するこだわりが強い場合は、アスペルガー症候群の傾向があるともいえます。

アスリートにせよ、一般の人にせよ、他人にはわからない独特なこだわりを示す人は少なくありません。いわゆる「不思議な人」「風変わりな人」です。しかし、**本人は誰かを困らせようと思ってそのこだわりを貫《つらぬ》いているわけではありません。自分のルールをきちんと守ることで、安心しているだけなのです。**

どうすればいい？

対応のコツ

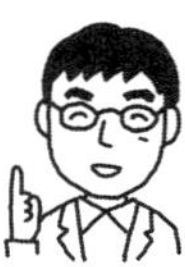

アスペルガー症候群のパターン行動は、手順にこだわる傾向でもよく見られます。本人はいつもと同じ行動を繰り返すことにとくに不満を感じていませんし、周囲に迷惑をかけるつもりもありません。ですから、無理にルーティンを変えさせないほうがいいでしょう。

もし予定が変わるようなときは、早めに伝えておくことが大切です。いつものパンが用意できなかったときも、前日の夜などにあらかじめ事情を話しておけば、いざ朝食のときになって本人を混乱させることはなかったでしょう。

アスペルガー症候群の人にとって、臨機応変に対応するのはかなり難しいことです。ですから、何をするにしても事前に、予定どおりにいかないケースもあり得ることと、その場合の対応策を具体的に伝えておくのも有効です。「いつもどおりにいかないことがある」とあらかじめわかっていれば、アスペルガー症候群の人たちも対応は十分できるのです。

case 2

仲間の出産祝いよりサッカー中継を優先!?

――空気が読めない(Sさん・男性・30代)

お祝いムードに気づかず、自分のペースで行動してしまう

友人同士の集まりに参加したSさん。その日は、友人の1人であるBさんに待望の赤ちゃんが生まれたということで、赤ちゃんのお披露目もかねて、Bさん宅でお祝いパーティを行ったそうです。

みんなが集まったときには主役の赤ちゃんはお昼寝中。全員でその寝顔を眺めたあと、Bさんが生まれてすぐの映像を見せてくれました。そこには真っ赤な顔をしわくちゃにして、元気よく泣いている赤ちゃんがいます。

その場にいた誰もが「かわいい!」「ちっちゃい!」と声をあげながら、小さなスマホの画面をのぞき込みました。

「本当に小さくて、壊れちゃいそうで……でも、かわいいんだよなあ」

晴れてパパになったBさんはもうデレデレ。それもそのはず、Bさんにとっては初めての子どもですし、出産前に奥様の体調が思わしくなくて流産しかけたこともあり、大事をとって入院していた中での出産だったからです。

集まった友人たちはそういった事情を聞いていただけに（もちろんSさんも知っていました）、誰もが元気な赤ちゃんの様子に安堵《あんど》し、その場は何ともいえない幸せな雰囲気に包まれていました。

数時間後、いよいよお昼寝から目覚めた赤ちゃんが登場！　みんなで順番に抱っこしようというタイミングで……、**Sさんは突然、「用事があるから、じゃあまたね！」と帰ろうとした**のです。

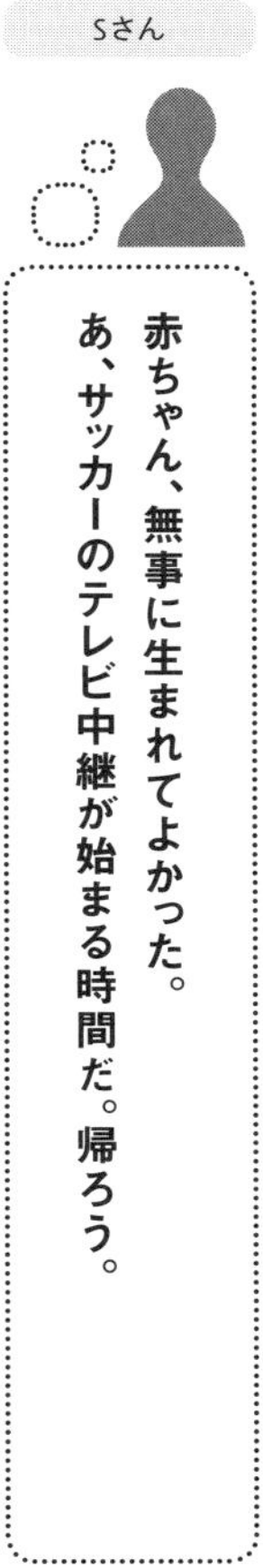
Sさん
赤ちゃん、無事に生まれてよかった。
あ、サッカーのテレビ中継が始まる時間だ。帰ろう。

「えっ、このタイミングで？」誰もがその唐突な行動に驚き、Sさんを引き止めました。「普通このタイミングで帰る？　せめて赤ちゃんを抱っこしていけ

よ！」「Bもいろいろ大変だったんだから、今日はとことんお祝いしてあげようよ！」

Sさん

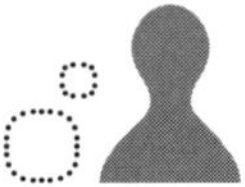

何で帰っちゃダメなんだろう？　赤ちゃんの顔も見たし、お祝いも渡したし……。やばい、サッカーが始まっちゃうよ……。

結局、Sさんはそのまま帰ってしまったそうです。

なぜだろう？

アスペルガー症候群の傾向

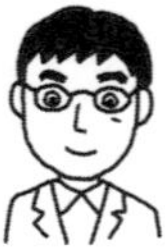

Sさんは相手の言動や会話の流れから自分の行動を調整することができないために、「空気が読めない」といわれる行動をとってしまっています。しかし、Sさんにとってはごく自然な行動です。そもそも受け止め方が違うのです。

Bさんに子どもが生まれたのはうれしいこと、ハッピーなこと。

この状況はわかっているのですが、この日は1日、みんなで思いきりお祝いムードをつくろうといった空気までは感じとれていません。

それよりも、もともとの自分の予定――夕方には家に帰ってサッカーをテレビで観戦すること――があったので、その予定にしたがったにすぎないのです。

アスペルガー症候群の人は**大勢の中にいて、まわりに合わせて行動することが苦手で、自分の行動が場の空気を壊してしまうかもしれないといったことは想像できません。**

どうすればいい？

対応のコツ

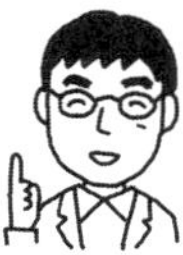

そもそも興味がないことには関心を持ちにくいので、どうして出産祝いでわざわざみんなが集まっているのか、**あらかじめ話しておく**といいでしょう。そして、「今日はみんなでとことん祝ってあげたいから、○時までは空けておいて」と**具体的な時間を伝えておく**ことも大切です。事前にわかってさえいれば、アスペルガー症候群の人も突然帰るようなことはありません。

case 3

「最近、どう？」といわれても「何が？」としか答えられない！

——曖昧な表現がわからない（Iさん・男性・20代）

■細かいところが気になって、会話を楽しむことができない

Iさんが友人たちとの飲み会で、隣席になった初対面の人と会話をしたときのことです。

隣席の人「今日はなかなか暑いですね」
Iさん　「いや、暑くないです。今日は最高気温21度だそうです」

Iさん

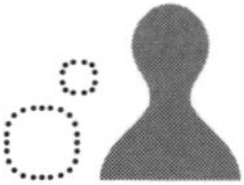

僕は暑いとは思わないなあ。今日は最高気温21度だといっていたから夏日でもないし、この人は何度以上で暑いと思うんだろう。

隣席の人「そ、そうですか……暑さに強いんですね。で、どうですか……最近は？」
Iさん「どうって、何がですか？」
隣席の人「え？　いやまあ、仕事の調子とか、体調とか何でもいいんですが」
Iさん「体調はいいですよ！」

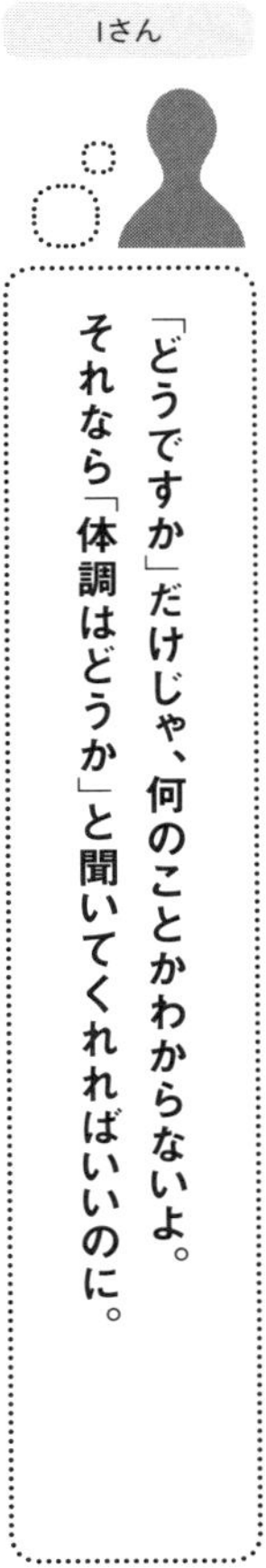
Iさん
「どうですか」だけじゃ、何のことかわからないよ。それなら「体調はどうか」と聞いてくれればいいのに。

このときの隣席の人は明らかに戸惑っており、「なんてぶっきらぼうで失礼な人なんだろう」とＩさんに対する印象は最悪でした。

しかし、Ｉさんの友人いわく、彼との会話は相手が誰であってもたいていこんな風にちぐはぐなまま進んでいくのだそうです。Ｉさんは相手の言葉の１つひとつに引っかかってしまうようで、気になったところをいちいち確認しながらでないと話が進みません。そのため会話はいつもぎこちなく、**おしゃべりを**

楽しむというより、確認作業の連続といった形になってしまうのです。

なぜだろう?

アスペルガー症候群の傾向

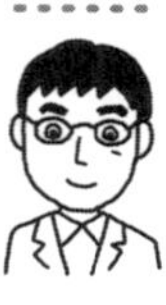

世間話の定番フレーズを使ったり、適当な相づちを打って受け流したり……これらを理解し、実行することはアスペルガー症候群の人がもっとも苦手とすることの1つです。

たとえば、本題に入る前に天気や相手の健康を気遣う話をすることはよくありますが、これはその場の雰囲気をほぐすために行っている〝お約束〟のやりとりです。お互いに「暖かく（寒く）なりましたね」「そうですね」と共感できれば、十分にコミュニケーションが成り立っているといえます。お互い特別な意味もなければ、たいした返事も期待していません。多くの人たちは誰かに教えられたわけではなくても、こういった〝お約束〟をある程度身に付けたうえで会話を楽しんでいます。

ところがアスペルガー症候群の人たちは、**どんな些《さ》細《さい》な言葉であっても、自**

分がわからないことについて曖昧《あいまい》なまま返事をすることはできません。すべての言葉に正確に答えなくてはいけないと思っているため、いちいち確認しないと会話が先に進まないのです。

どうすればいい？

対応のコツ

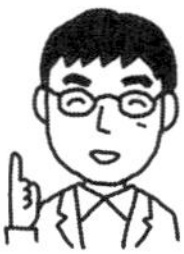

Iさんのような会話の仕方では、本題にたどり着くまでに時間がかかります。また、本題に入ってからも、いちいちIさんが引っかかってくるので、相手にしてみれば常に揚げ足をとられているようで、不快に感じるかもしれません。そこで、アスペルガー症候群の人には、**こういう杓子定規《しゃくしじょうぎ》なところがあると受け止めたうえで付き合う**ほうがいいでしょう。

そして、**できるだけ曖昧な表現を避けて話す**ようにしてください。「暑くなったね」というときも、「今日は夏日だって。25度を超えたとなればさすがに暑いね」というように、言葉の定義を共有したうえで会話をすると、わかりやすく、いちいち質問を返してくることもなくなります。

case 4

招待された食事会でいきなり高いシャンパンを頼む！

――人に合わせるという発想がない（Wさん・女性・30代）

思ったことを素直に、そのままいってしまう

Wさんは素直な女性です。「バカ正直」といわれてしまうぐらい正直すぎるところがあります。頭に浮かんだことを何でもかんでもそのまま口にしてしまうために誤解されやすく、しばしば失言によって失敗しています。

初対面や年上の方も大勢いる、少し堅めの食事会に招かれたときのことです。会場は主催者が選んだレストランで、Wさんたちは招待していただいたという立場です。にもかかわらず、Wさんは店に入った途端に、

「あれ、なんか狭いね？　あっ、でもお洒落な店ってこういうものかもね！」

と店の人にも、招待してくれた人たちにも聞こえてしまうような声のトーンで話し始めたのです。あわてて一緒にいた友人が、

「そんな失礼なこと、大きな声でいわないで」

と注意したのですが、Wさんはキョトンとしていました。

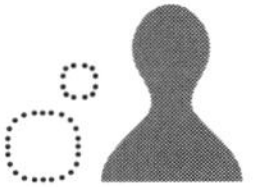

何で注意されたのだろう？　そんなに悪いこといったのかな？
「ちょっと狭いけど素敵なお店」って思ったからいっただけなのに。

Wさんの自由な振る舞いと発言は、まだまだ続きます。今回の食事会は立場が少し離れた人が主催しているものでしたから、招待を受けて参加している人たちの間では勝手な注文は慎むべき……というのが暗黙の了解でした。

ところが、Wさんだけはそんなことはおかまいなしに、

「シャンパンください！」

「デザートのアイスを追加でください！」

と好き勝手に注文してしまっていたのです。さすがに「これはマナー違反」「周囲の視線もまずい！」と思ったWさんの友人は、

「Wさん、今日は仲間内の気楽な食事会じゃないから、勝手に注文しないほう

がいいと思うよ」

と話して注文をやめさせようとしたのですが、最後までWさんにはピンとこなかったようです。

Wさん

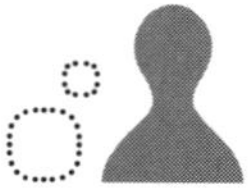

いつもの食事会ではやってもいいことなのに、何で今日はダメなの？　みんなも好きなもの、頼めばいいのに。

なぜだろう？

アスペルガー症候群の傾向

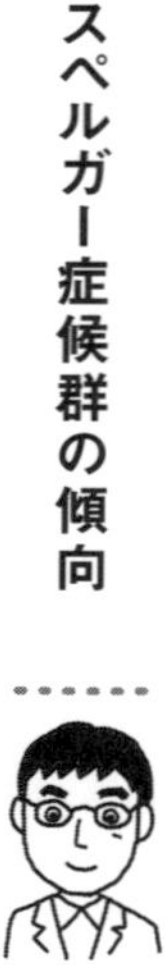

思っていることをそのまま口に出したり、実行したりしてしまったらどういうことになるか、少し考えればわかることかもしれません。しかし、相手の気持ちを想像することが苦手なアスペルガー症候群の人にとって、それは簡単なことではありません。

また、**ごちそうしてもらうのだから勝手には注文しないといった暗黙のルー**

ルなども、アスペルガー症候群の人にはなかなか理解ができません。それよりも自分の気持ちを優先してしまう傾向があるため、「わがまま」や「非常識」ととられかねない行動をとってしまうのです。ただし、本人としては悪気などなく、素直に思った通りの行動をしているにすぎません。

どうすればいい？　対応のコツ

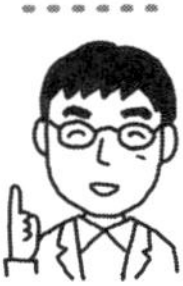

まわりにいる人たちからすれば、なんて失礼なことを平気でいったり、やったりするのだろうと戸惑いが絶えないかもしれません。しかし、本人はわがままでやっているつもりはありません。

それを理解したうえで、失礼と思われてしまうような言動があれば、本人のためにも**「適切な振る舞い」を具体的に教える**といいでしょう。「今度の食事会は○○さんという人の主催で、私たちは招待を受けてごちそうになる立場だから、勝手に注文しないほうがいいよ」など、わかりやすく説明すれば、アスペルガー症候群の人でも適切な行動をとれるようになります。

case 5

ランニング仲間との会話よりも「富士山」に夢中！

——興味や関心の偏り（Nさん・男性・20代）

人の話はまったく聞かず、自分の話ばかりしてしまう

Nさんは、興味のないことにはまったく関心を示してくれません。そればかりか、**友人の話をさえぎってまで、自分の話したいことを話し始めることがよくある**のだそうです。

ある日、ランニングという趣味を通じて知り合った仲間と、次にみんなで参加する大会のことで盛り上がっていました。しかし、Nさんはその会話に参加することなく、ずっとスマートフォンを見たり、本を読んだりしていました。

1人で何かをしているのはいつものことなので放っておくと、突然、

Nさん「富士山に初めて登った女性はチョンマゲを結っていたそうですよ。

当時、富士山は女人禁制で……」

と、なぜかまったく関係のない「富士山」に関する話を始めたのです。

友人「(富士山？　チョンマゲ？)　どうしたの、急に……もしかして私たちの話、ぜんぜん聞いていなかった？」

するとNさんは一瞬、「何をいっているのかわからない」といった表情を見せたものの、その問いかけには答えることなく、すぐに「富士山」の話の続きを語り始めたのだそうです。

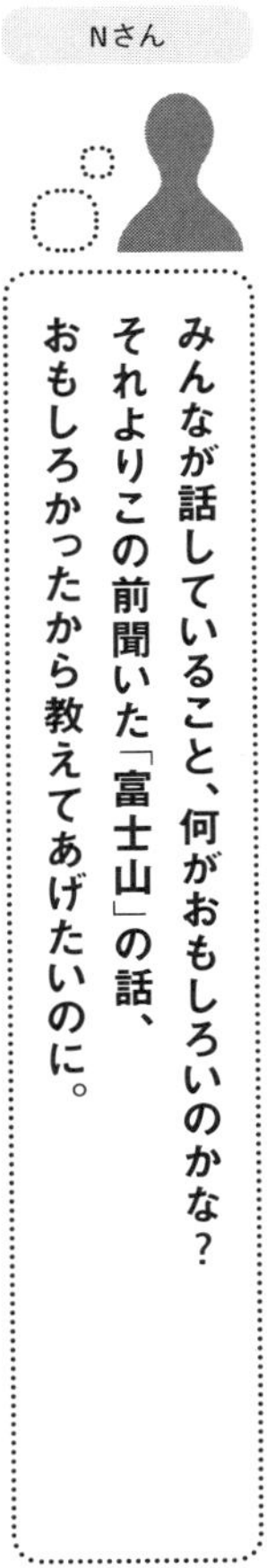
Nさん
みんなが話していること、何がおもしろいのかな？
それよりこの前聞いた「富士山」の話、
おもしろかったから教えてあげたいのに。

Nさんも同じランニングという趣味を持つ仲間ですから、まったく興味のない話題ではないはずですが、どうしてこんなにも無関心なのか、そして、なぜいつも自分の好きなことばかり話そうとするのか――友人たちはNさんのそんな言動にいつも振り回されっぱなしなのだそうです。

なぜだろう？

アスペルガー症候群の傾向

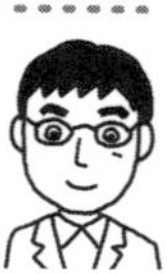

Nさんが仲間との会話に参加せず、自分の好きな話を勝手なタイミングで話し始めたのは、単にそれまでの話題に共感できなかったからです。話をしている人たちのことを無視してやろう、傷つけてやろうという悪意はいっさいありません。Nさんは日頃から富士山に興味を持ち、情報集めに夢中になっていたそうです。

アスペルガー症候群の人はもともと興味の幅が狭く、特定のものに関心を引かれたり、収集したりする傾向があります。これは興味の偏《かたよ》りという、アスペルガー症候群の特性そのものです。**好きなことには強い情熱を傾けることができる半面、興味のないものにはまったく関心を示すことができません。**

どうすればいい？

対応のコツ

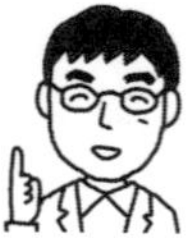

まずは興味のないものに関心を向けるのが苦手であることを、理解するとよ

いでしょう。Nさんの事例で、スマートフォンや本を取り上げて無理やり会話に参加させるようなことは、本人を不安にさせてしまうだけです。

また、**本人の好きなことや興味のあることをとことん追求させると、高い集中力によって素晴らしい才能を発揮する**はずです。苦手なことにチャレンジさせるよりも、好きなことに集中させて得意分野の力を伸ばしてもらうほうが、お互いにとっていい影響があるはずです。

ただし、それでは日常会話で困る場面がなくならないでしょうから、「誰かが話しているときに勝手に好きなことを話し出すと、相手は会話を邪魔されたと思って不愉快になるから、話すのをやめたほうがいい」とできるだけ具体的に教えておくことも大切です。

アスペルガー症候群の人は、他人の表情や声色で感情を読むことは苦手なので、会話の相手が不愉快な思いをしていることを自ら感じ取ることはできません。まわりにいる人が相手の気持ちを教えてあげてください。

case 6

夫婦になったのに口調は敬語のままでよそよそしい

――言葉遣いが独特（Aさん・男性・30代）

■感情が表情に出にくいから、不愛想と思われてしまう

Aさんは5回目の結婚記念日を迎えたばかりです。奥さんいわく、「付き合っている頃の彼は、知識が豊富で頭もよくて、ちょっと変わったところもあったけれど、そういうところも魅力的に思えた」そうです。

ところが結婚して一緒に生活をしてみると、理解できないような不思議なことが次から次へと起こるのだそうです。

まず結婚して5年も経つのに、**相変わらず言葉遣いがやたらと丁寧で、他人行儀という印象**のままなのです。奥さんがどんなにくだけた口調で話しかけても、Aさんは一貫して敬語を使い続けます。

奥さん「ねえねえ、今日の晩ごはん、何が食べたい？」
Aさん「僕はイカの天ぷらが食べたいです」
奥さん「オッケー。わかった。じゃあ、今日は早く帰ってきてね」
Aさん「帰宅予定は7時です。よろしくお願いします」

Aさんがそんな態度なので、奥さんは彼との間に温度差を感じています。よそよそしい態度にむなしくなることもあったそうなのですが、最近はもはや**「そういう人なんだ」と思ってあきらめた**そうです。

ちなみに、Aさんが奥さんを呼ぶときは出会った頃のまま、「○○子さん」と名前に「さん」付けです。奥さんのほうは自然と「さん」から「くん」に変わり、今はあだ名で呼んでいます。

Aさん

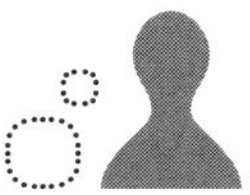

何で呼び方や言葉遣いを変えなくてはいけないんだろう？敬語は相手を尊重する丁寧な言葉遣いだから、何の問題もないはずなのに……。

Aさんが何を考えているのかわからないと思うことは、他にもあります。
Aさんの誕生日に内緒でケーキをつくり、親しい友人を呼んで、彼の帰宅を待っていました。帰宅と同時にみんなで「おめでとう！」と大いに盛り上げ、サプライズは大成功と思ったのですが……本人の反応は「ありがとうございます」とひと言だけ。しかも、まるでいつもと変わらぬ声のトーンでした。

Aさん

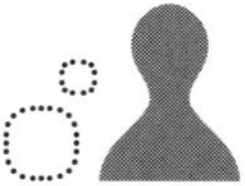

何の連絡もなく、みんなが突然来ていてビックリしたな。でも、お祝いしてくれたのはうれしいな。ありがとう、みんな！

「えー、それだけ？　リアクション薄すぎない？　もう少し喜んでくれてもいいと思うんだけど!?」——その場にいた誰もが感じた共通の感想です。

なぜだろう？

アスペルガー症候群の傾向

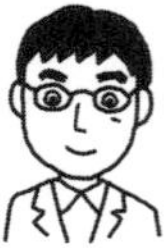

アスペルガー症候群の人は、時とともに親しくなって関係性が変わり、言葉

遣いや呼び名が変化するということをいまいちよく理解できません。そのため、**友達から恋人に変わったり、恋人から夫婦に変わったりしても大きく態度を変えるようなことは基本的にはない**のです。

また、**自分の感情を表情や声のトーンで表現するのは苦手**なので、お祝いしてもらったときなどに、周囲の人が期待するような派手な反応はなかなかできません。ただし、周囲に伝わる表現の仕方がわからないというだけで、うれしいという気持ちはしっかりと持っています。

どうすればいい？ 対応のコツ

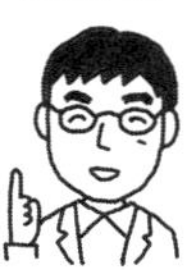

言葉遣いや口調が丁寧で感情表現が乏しいというのは、アスペルガー症候群の特性の1つです。違和感はあるかもしれませんが、まわりの人たちに対して親しみや愛情がないわけではありませんので、**個性として受け止めて、その人なりの感情表現をつかんでください。**

case 7

後ろから声をかけたらパニックを起こしてしまった！

——雑音や大きな音が苦手（Yさん・女性・20代）

■多くの音が耳に入ると混乱してしまう

Yさんが友人と、外で待ち合わせをしたときのことです。駅の改札で待ち合わせをしていたのですが、友人が時間どおりに着いてもYさんがいません。あたりを見回すと、Yさんは柱の陰にしゃがみ込んで耳を両手で押さえてじっとしていました。

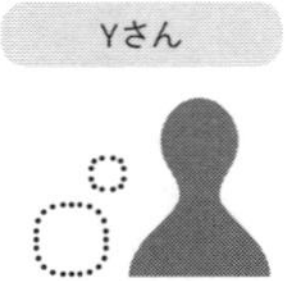

（ざわざわざわざわ……いろんな人の話し声やアナウンスの声、電車の音）
音がいっぱい。何が何だかわからないよ。怖い、怖い、怖い……。

Yさんは「いつもなら携帯プレーヤーで音楽を聴いていれば平気なんだけ

ど、今日はバッテリーが切れちゃって……」と蒼白《そうはく》の表情でいいました。

Yさんは駅という雑音の多い場所で友人を待っているうちに、**いろいろな音がいっぺんに耳に入ってきたことでパニックになってしまっていた**のです。

そんなYさんの状況を見て、その日はできるだけ人ごみを避け、静かな場所——美術館に行くことに。そして美術館で過ごすうちに、Yさんは少しずつ落ち着きをとり戻していきました。

また別の日には、街中で耳にイヤホンをつけて歩いているYさんを発見しました。イヤホンをつけているから普通に呼んでも聞こえないだろうと思ったのと、ちょっと驚かせてみようといういたずら心が働いて、友人は後ろからそっと近づいて、肩をぎゅっと軽くつかんだのです……ところがYさんは、「キャー！　キャー！」と大声をあげて、暴れ出してしまいました。

Yさん

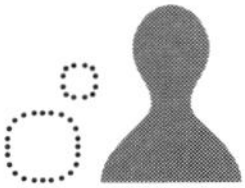

誰!?　何!?　私、何か悪いことをしたの？
怖い、怖い、怖い……！

友人はあわててYさんの顔をのぞき込み、「私だよ。私。ごめんね、大丈夫?」と声をかけたのですが、なかなか落ち着かず……本当に驚いたそうです。友人としては悪いことをしたと思いつつも、ちょっと過剰反応ではないかとも感じてしまったそうです。

なぜだろう?

アスペルガー症候群の傾向

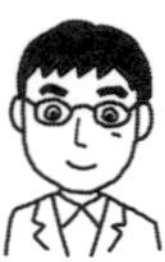

アスペルガー症候群の人はもともと感覚が独特です。とくに感覚過敏という特徴があり、音に敏感な人は少なくありません。Yさんのように雑音が苦手な人もいれば、**突然の大きな音が苦手という人もいます**。

また、アスペルガー症候群の人は記憶力がいいため、**トラウマを抱えやすい**という特徴もあります。Yさんに当てはまるかはわかりませんが、子どもの頃によくどなられていたり、叩かれたりしていた経験を持っていると、成長してからも大きな声を聞いたり、急に肩をつかまれたりすることでトラウマ体験がフラッシュバックしてしまい、ひどい場合にはパニックを起こしてしまうことがあるのです。

どうすればいい？

対応のコツ

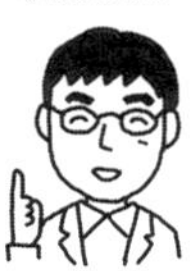

感覚の独特さは同じアスペルガー症候群でも人それぞれ違うものなので、本人の苦手な感覚を理解し、嫌なことはできるだけ避けることが最善策です。ただし、聞こえ方や見え方などはまわりの人からはわかりにくいうえに、人と比べることも難しいものです。そのため、本人も違和感がありながらも、何がおかしいのかをいまいち自覚していないケースも多々あります。

ですから、まわりの人が異常を察知したときには、何がつらいのか、何が苦しいのか、聞き出すことも必要になってきます。また、**できるだけ苦手な環境に身を置かないようにさせる**ということも大切です。

case 8

あれもこれもすぐにネットショップで簡単に買ってしまう！

――借金に抵抗がない（Bさん・男性・20代）

■独自の価値観でお金を使ってしまう

Bさんはインターネットでの買い物にはまっています。

マンガやDVD、衣服、日用品、食品など……**とにかく気になったものは値段も気にせず、何でもボタンをクリックして買っていました。**連日のようにBさん宛ての段ボール箱が届くようになったので、さすがに家族も心配し、「無駄な買いものはしないように」と繰り返し注意をしていたといいます。

そんな矢先、Bさんはかなり高額な商品もネットオークションで買ってしまいました。中型サイズのオートバイです。ちなみにBさんは、自動二輪の中型免許を持っていません。にもかかわらず、「購入する」のボタンをクリックしてしまったのです。気づいた母親があわててキャンセルしたそうなのですが、「値段をわかって買っているの?」「免許もないのにどうするつもりだったの!?」ときびしく叱られたそうです。

Bさん

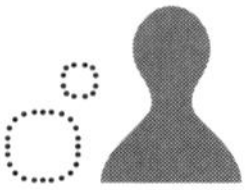

僕がほしいと思って買っただけなのに、何でダメなんだろう? クリックボタンを押せば届けてくれるんだから、問題ないと思うのに……。

またある飲み会で、Bさんは全員の会費を集める役を任されました。決まった金額を集めるだけでよかったはずなのですが、集めるタイミングがわるく、すでに酔っぱらってしまった人がいて、「ごめん、あとで払う」とか「細かいのがないから立て替えておいて」といった人たちが続出してしまいました。

予定どおりに集金できないことですでに動揺していたBさんは、いざ支払いというときには**すっかり混乱してしまっていて、払っている人、払っていない人、立て替えることになった人の把握もせず、とにかく手元にあるお金で支払いを済ませた**のです。

Bさん

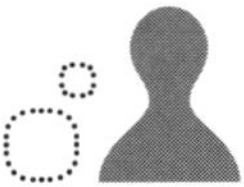

もうよくわかんないし、まだ払っていない人は自分でわかっているだろうから、あとで払いにくるだろう。今はとにかく支払いを済ませておこう。

後日、まだ支払っていない人たちが自分から支払いに来てくれたのでよかったものの、もしも悪意のある人がいれば、Bさんは余分に支払うことになっていたかもしれません。そうなると、きちんと支払った人も後味が悪かったでしょう。それ以来、Bさんはまわりの人から、お金の管理を任せてはいけないと思われるようになってしまいました。

なぜだろう？

アスペルガー症候群の傾向

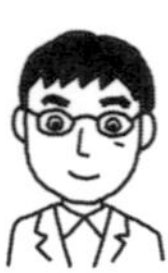

アスペルガー症候群の人は想像力に乏しく、計画的にお金を使うことが難しい傾向にあります。そのため、「**お金を大事に使う**」「**無理のないように少しずつ使う**」**などという曖昧な表現ではどうしていいかわからず、結局あるだけ**

使ってしまうか、あるいはまったく使わないか、どちらかになります。クリック1つで購入できるインターネットショッピングの場合、目の前で現金のやりとりが行われないだけに、「お金を使っている」という感覚を持ちにくくなり、無制限に買い物ができるように錯覚してしまうこともあり得ます。

また、人を信じやすい一面があり、友人や知り合いから「お金を貸して。すぐに返すから」といわれると、あまり考えることなく貸してしまいます。

どうすればいい？

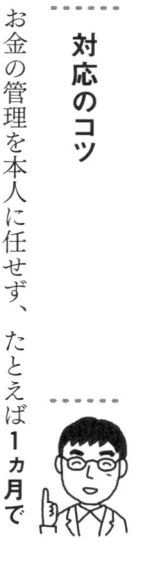

対応のコツ

パートナーや家族であれば、お金の管理を本人に任せず、たとえば**1カ月で使っていい金額を提示する**ようにするといいでしょう。現金のやりとりが見えないクレジットカードは持たせないほうが賢明です。

また、言葉の裏側にある悪意を読み取る力は弱いので、だまされやすいところもあります。金銭トラブルに巻き込まれやすいので、お金に関することは日頃から十分に気を配ることが大切です。

子どもがアスペルガー症候群の場合
――頭ごなしに「ダメ」といわないで!

私も少なからずアスペルガーの傾向があるのですが、子どもの頃はきちんとした診断を受けていませんでした。

もの覚えがよく、勉強が得意な子どもでした。あるとき、大好きな鉄道の路線の駅名を端から端まですべて覚えたので親の前で得意になって披露したことがあります。てっきり褒《ほ》めてもらえると思ったのですが、私の親はそんなに甘くはありませんでした。「そんなことを覚える時間があるなら、もっと勉強しなさい!」と怒られてしまったのです。子どもながらにがっかりし、悲しい思いになったのを覚えています。

アスペルガー症候群の子は興味を持った対象について、抜群の集中力を発揮したり、驚くほどの記憶力を発揮したりします。鉄道の駅名を覚えたり、国名と首都をすべて覚えたり、毎日昆虫を観察し続けたり……。

このようなときは「くだらないこと」「無駄なこと」と一方的に否定してしまう前に、「よく覚えたね、すごいね!」とひと言、褒めてあげてください。そのうえで「この調子で勉強も頑張ろう」と声をかけてあげると、アスペルガー症候群の子は喜んで勉強も頑張るでしょう。

頭ごなしに否定されてしまうと、子どもは自信をなくしてしまいます。ありのままの姿を認めてあげることが、その子の可能性を広げる第一歩です。

特集

アスペルガー症候群の人がパニックを起こしやすい8つの場面

アスペルガー症候群の人は、その特性から混乱やパニックを起こしやすい場面がいくつかあります。次ページから紹介するようなシチュエーションをできるだけ避けるようにするといいでしょう。

アスペルガー症候群には混乱を起こしやすい場面がある

アスペルガー症候群はとくにパニックを起こしやすい障害というわけではありません。しかし、**特定の場面では混乱を起こすことがあり、不機嫌になったり、頭痛や吐き気をもよおしたりする**こともあります。さらに混乱がひどくなると大きな声でわめいたり、泣き出したりといったパニック状態に陥ってしまうこともあり得ます。

では、アスペルガー症候群の人はどのような場面でパニックを起こしやすいのか、その理由と合わせて詳しく紹介していきましょう。さらに周囲の人が気をつけたいNG行動と、それを避けるための対策を具体的に見ていきます。

なお、個人差があり、すべてのアスペルガー症候群の人がこのような場面でパニックになるわけではありません。

Panic 1

突然、予定が変わる

どうなる&なぜ

次に起こることが想像できず、不安になる。
予定以外のことはまったく頭の中にないので
急に予定を変更されると、それだけで頭が真っ白になってしまう。

NG **約束の時間を直前に変更する。**

↓ やむを得ない場合以外は、できるだけ早めに変更を伝えておく。

NG **予定が変わって不安やパニックを起こしたことを注意する。**

↓ 注意するのではなく、変更時の代替策を伝えておく。

NG **何かしらのトラブルでいつもの電車が遅れて、到着しなかった。**

↓ 「公共の乗り物は遅れることがある」と事前に教えておく。

Panic 2

急に、大きな声で話しかける

どうなる＆なぜ

怒られているように感じて怖がる。どんな意味の言葉であっても、大きな声＝怒りという感覚だけが伝わって、怒られたような気分になってしまう。

NG↓

会話の中で、急に大声で笑う。

突然、大きな声で笑ったり、驚かせたりする話し方をしない。

NG↓

ドアを「バタン！」と強く閉めて出ていく。

言葉だけでなく音にも敏感なので、むやみに大きな音を立てない。

NG↓

防犯ブザー（警報機など）が間違って鳴った。

誤報だと伝えて安心させる。

Panic 3

人ごみの中を歩く

どうなる&なぜ

一度に多くの音が耳に入り、混乱する。

多くの音が混ざって聞こえたときに意味のない音を無視したり、必要な音だけを選んだりできずノイズに聞こえてしまう。

NG

ざわざわとした騒音の中で会話をする。

↓

お互いの声だけに集中できるように静かな場所に移動する。

NG

にぎやかなレストランで会話をする。

↓

あたりが静かになるまで会話はしない。

NG

人ごみの中で待ち合わせをする。

↓

イヤホンで音楽を聴いていてもらうか、耳栓をすすめる。

Panic 4

親しみを込めて体に触れる

どうなる＆なぜ

肌に触れられると、痛みや違和感を強く感じる。人によっては着ることができない服の素材もあるので、単なるスキンシップであっても本人にはストレスになってしまう。

NG **挨拶のときに握手をしたり、肩を叩いたりする。**

↓ 嫌がる素振りを見せたら、無理に触らない。

NG **背後から、無言のまま肩を軽くつかむ。**

↓ 見える位置まで回り込むなど、驚かせるようなことはしない。

NG **写真を撮るときに、何もいわずに肩を組んだ。**

↓ 急に触ると怖がらせてしまうので、確認してから触る。

Panic 5

命令口調で指示する

どうなる＆なぜ

真っ当な指示でも、怒られているように感じられて素直になれない。
感情と内容を同時に受け取れないので、きつい口調で話された場合、「怒っているのかな？」など、別のほうに意識が向いてしまう。

NG 「書類の提出期限は3時です」という言い方にする。

↓

「**3時までに書類を提出しろ**」**と指示を出す**。

NG 「そのやり方はやめましょう」という言い方にする。

↓

「**そのやり方はやめなさい！**」**と強くいう**。

NG 「今日は帰っていい」と具体的に指示する。

↓

「**無理しなくていい！**」**と強い口調でいう**。

Panic 6

否定的な言葉で注意する

どうなる&なぜ

非難されているようで、どうしたらいいかわからなくなってしまう。自分を否定する言葉に敏感なので、注意された内容は頭に入らず、否定されたという思いだけが残ってしまう。

NG

「**その考え方はおかしいよ**」**といって注意する。**

↓

「それもあるけど、こういうのはどう？」という言い方にする。

NG

「**あなたのやり方は間違っている**」**といって指摘する。**

↓

「このやり方も試してみるといいんじゃない？」と提案する。

NG

つい「ダメだよ」といってしまう。

↓

否定するのではなく、「こうしたほうがいいよ」と肯定的に話す。

Panic 7

部屋や机を勝手に片づける

どうなる&なぜ

いつもあるものがないと、不安になってしまう。あまり意味がないことでも、本人には安心できる独自のルールがあり、それを勝手に変えられるとストレスを感じてしまう。

NG **テーブルやソファの位置を変える。**

↓ 配置を変えたいときは相談し、許可をとってからにする。

NG **机まわりの小物を片づける。**

↓ 文房具などの位置まで決まっているので勝手にいじらない。

NG **レストランでいつも座る席に先客がいたので、座席を変える。**

↓ 「今日は気分を変えてみよう」といってから他の席に座る。

Panic 8

「しっかり頑張って」などと声かけをする

どうなる&なぜ

何を、どう頑張ればよいのかがわからなくて混乱してしまう。「頑張る」や「きちんと」など定義が曖昧な言葉を投げかけられると、具体的にどうすればいいかわからなくなってしまう。

NG 「しっかり頑張ろう」といって声をかける。

↓ 「いつまでに」「どれぐらい」といった具体的な目標を伝える。

NG 「きちんとやればうまくいくよ」などといって励ます。

↓ 「きちんと」など抽象的な言葉を使わないようにする。

NG みんなで「頑張って」といって応援する。

↓ 「頑張って」に深い意味はないということを教える。

第4章

アスペルガー症候群の特徴と対処法〔職場編〕

さまざまな暗黙のルールや習慣があるビジネスにおいて、アスペルガー症候群の人は思いがけないトラブルを引き起こしがちです。具体的なケースを見て、その対処法をチェックしておきましょう。

ウチの後輩って、もしかして……？

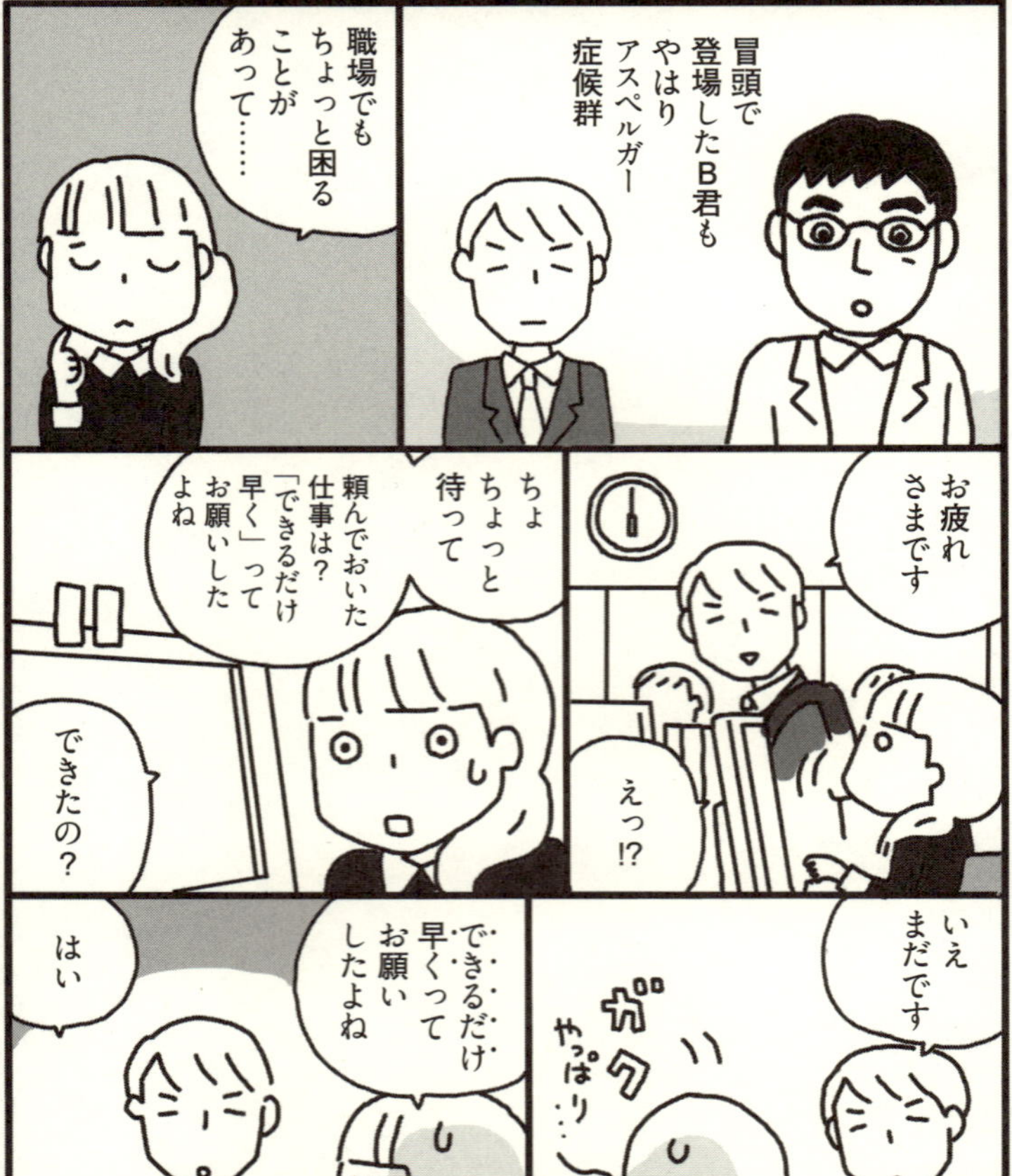
冒頭で登場したB君もやはりアスペルガー症候群
職場でもちょっと困ることがあって……
お疲れさまです
えっ⁉
ちょちょっと待って
頼んでおいた仕事は？「できるだけ早く」ってお願いしたよね
できたの？
いえまだです
ガク
やっぱり…
できるだけ早くってお願いしたよね
はい

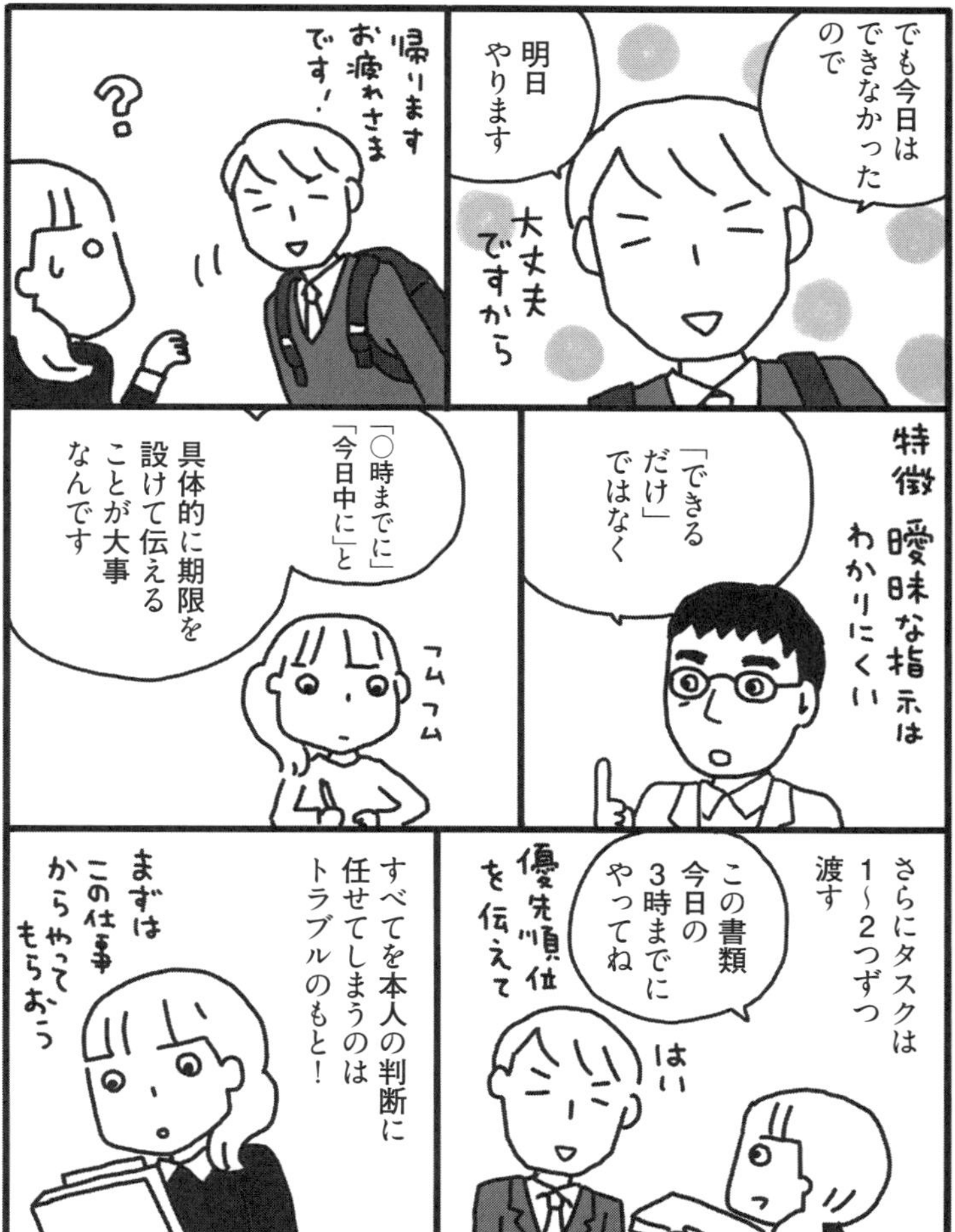
でも今日はできなかったので
明日やります
大丈夫ですから
帰りますお疲れさまです！
？
特徴 曖昧な指示はわかりにくい
「できるだけ」ではなく
「○時までに」「今日中に」と具体的に期限を設けて伝えることが大事なんです
フムフム
さらにタスクは1～2つずつ渡す
この書類今日の3時までにやってね
優先順位を伝えて
はい
すべてを本人の判断に任せてしまうのはトラブルのもと！
まずはこの仕事からやってもらおう

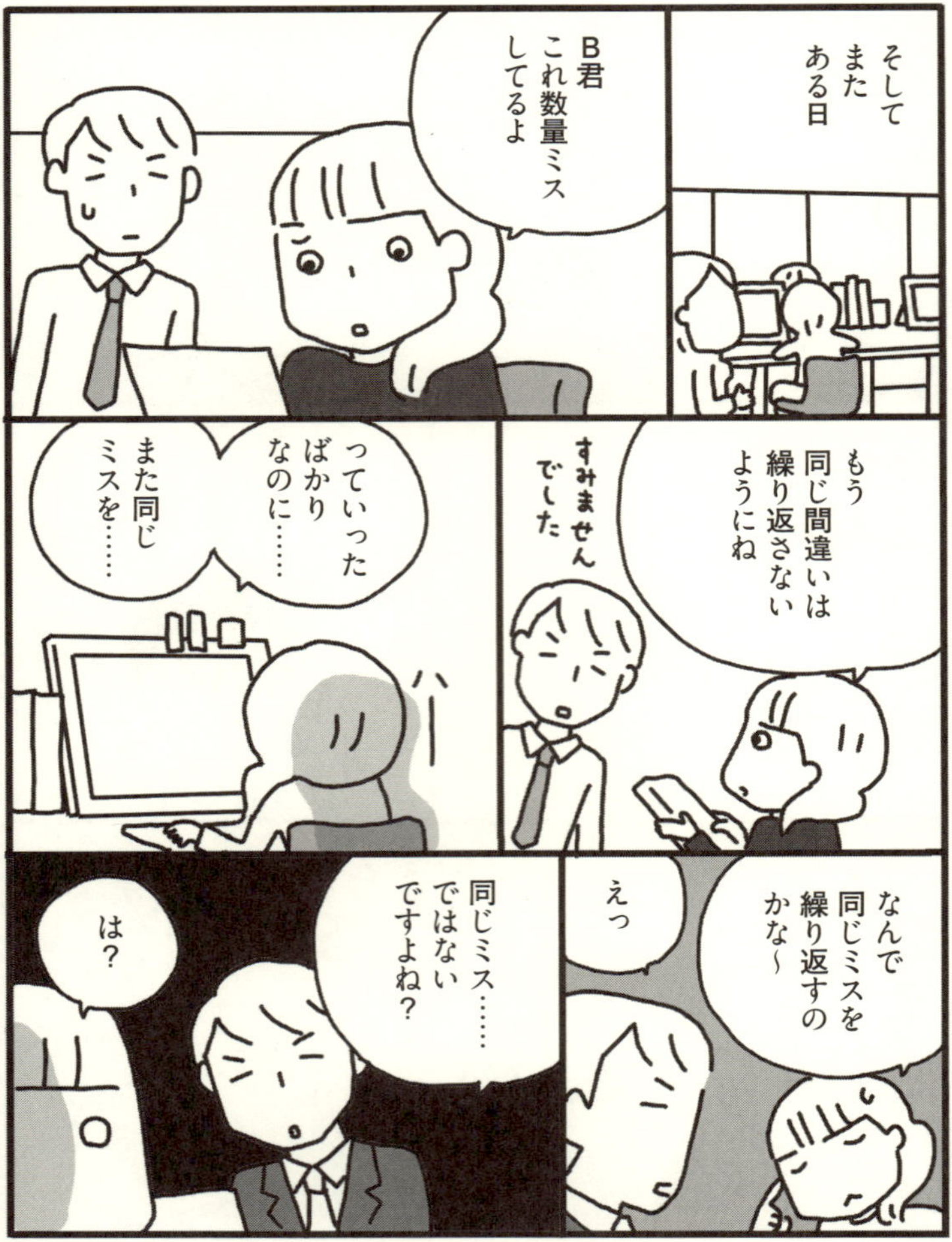
そしてまたある日
B君これ数量ミスしてるよ
もう同じ間違いは繰り返さないようにね
すみませんでした
っていったばかりなのに……
また同じミスを……
なんで同じミスを繰り返すのかな～
えっ
同じミス……ではないですよね？
は？

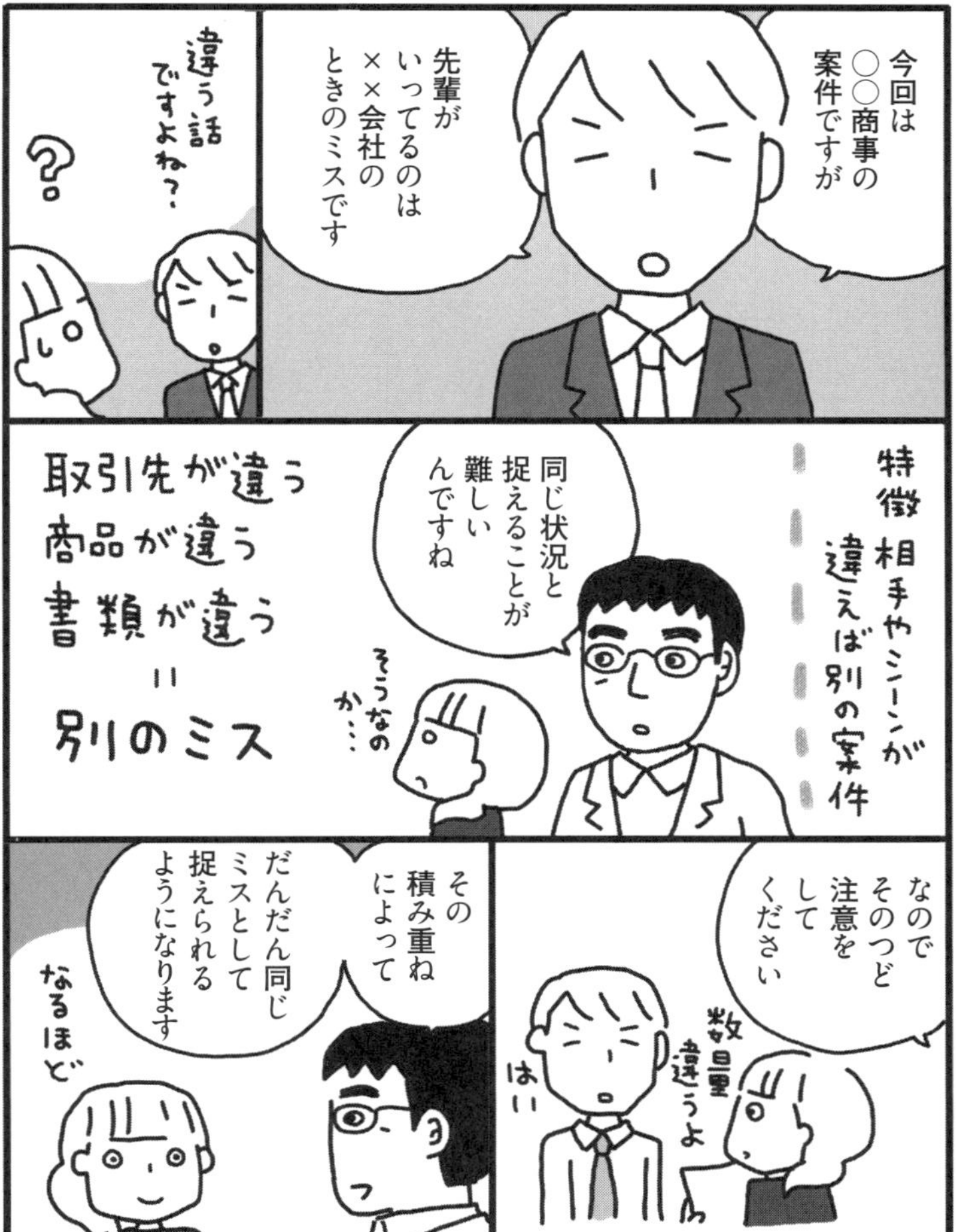
今回は○○商事の案件ですが
先輩がいってるのは××会社のときのミスです
違う話ですよね？
？
特徴 相手やシーンが違えば別の案件
同じ状況と捉えることが難しいんですね
そうなのか…
取引先が違う
商品が違う
書類が違う
＝
別のミス
なのでそのつど注意をしてください
数量違うよ
はい
その積み重ねによって
だんだん同じミスとして捉えられるようになります
なるほど

case 1

お客さんの意向よりも自分のアイデアにこだわる！

――自分を優先する（Cさん・男性・20代）

■常に自分のほうが正しいと考えて行動してしまう

システム開発会社に入社したCさん。

この仕事は、お客さんからの依頼があって初めて成立するものです。依頼内容が実現の難しいものだったとしても、まずはお客さんの要望をひと通り聞くことが先決。そのうえで検討し、会社としてできること、できないことを伝えるというのが王道の進め方といえるでしょう。

しかし、Cさんは独自の提案を会社の承認も得ず、いきなりお客さんに伝えることがありました。入社したばかりの新人にもかかわらず、Cさんには自信過剰なところがあったようです。

「この件ですが、このままではうまくいかないと思いますので、この部分をこう変えました。このような形で進めていますから」

と、**お客さんの依頼内容をCさん1人の判断で変えてしまった**のです。

当然、先方は「相談もなしに変えるとは何事か！」と怒り心頭で、Cさんの上司に連絡を入れてきました。上司もまたCさんから何の報告も受けていませんでしたから驚き、あわてて対応に走りまわることになりました。

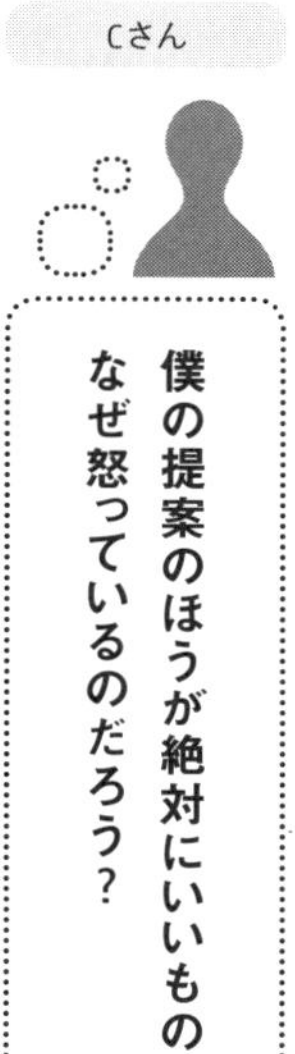
僕の提案のほうが絶対にいいものになるから変えたのに、なぜ怒っているのだろう？

Cさんはすべてにおいてこの調子で勝手に動くため、入社間もないというのにたちまち社内で浮いた存在になってしまいました。

Cさんの会社では、始業時間前に毎朝必ず5分ほどの朝礼を行っているのですが、**Cさんはその朝礼に間に合ったことがありません。**

上司がCさんに遅刻の理由をたずねると、

「始業時刻には間に合っていますから、問題ないです」

と悪びれることなく答えるのです。上司がいくら「朝礼に出ることも仕事のうちである」と説明しても、Cさんは、

「始業時刻前の業務は時間外業務ですから、時間外手当てをつけてください」

そういって、相変わらず朝礼は欠席を続けているのだそうです。

社内でのCさんの評価は下がる一方で、同期からは「変人」の烙印《らくいん》を押されてしまっているそうです。

なぜだろう？

アスペルガー症候群の傾向

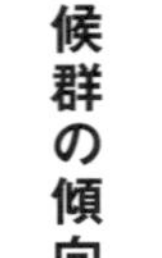

アスペルガー症候群の人は**社会性が乏しく、また何をするにも自分が正しいと思う傾向にあり、人の指示やルールにしたがって行動するのが苦手**です。

ところが社会に出ると、上司のいうことやお客さんのいうことを優先しなければならない場面は頻繁《ひんぱん》にあります。それが仮に無理難題や意味のない指示だったとしても、です。しかし、アスペルガー症候群の人は納得がいかないと相手が誰であっても、自分の考えを押し通そうとします。

そのようなことが重なると、周囲からは「変人」扱いされ、ひどいときには「常識がない人」などとひんしゅくを買うことになります。

どうすればいい？

対応のコツ

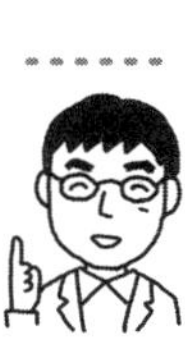

Cさんのような場合、社会のルールよりも自分の思いを優先してしまっているだけであり、そこに悪意はないということをまず理解してください。なぜまわりがそんなに怒っているのかがわからず、本人は悲しい思いをしている場合もあります。

自分のいる社会において、誰のいうことをいちばんに考えて動くべきか——たとえばCさんのように会社員であれば、第一にお客様、次に上司、そして自分といった順位があること——こういった**社会的な常識や優先順位を教えること**が必要です。

case
2

「なる早で」といわれたことを翌日まで放っておこうとした！

——曖昧な指示はわからない（Yさん・女性・20代）

具体的にいってくれないと間違ってしまう

Yさんは入社2年目ですが、先輩とのやりとりはいつもちぐはぐです。

先輩　「明日、D社に説明に行くから、事前に打ち合わせしておこう。デスクの上にあるから、あれを持ってきてくれる？」

Yさん　「……あれって、何ですか？」

先輩　「はあ？　D社に持っていく資料だよ。少し考えればわかるだろ」

Yさん

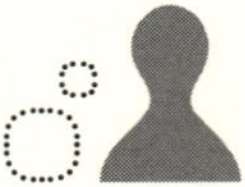

あなたのデスクの上には資料以外にも、ごちゃごちゃといろんなものがあるじゃない。「あれ」だけでわかるわけないでしょ！

仕事の納期でトラブルになったこともあるそうです。

ある日の朝一番、自身が担当するクライアントF社から電話を受けました。

「先日お願いした件、上司が急いでいますので、〝なる早〟でお願いします」

Yさんは、「承知しました」といって電話を切りました。すると、その日の夕方になって、ふたたびF社からYさんに電話がかかってきました。

F社　「朝一でお願いした件、できましたか？」

Yさん　「いいえ、まだです」

F社　「えっ、何でですか!?　〝なる早〟でと、お願いしましたよね？」

Yさん　「はい。ですので、明日の午前中にお送りします」

F社　「そんなの遅すぎるよ！　もう課長に代わって!!」

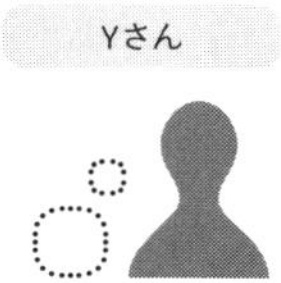

今の私にとって、「なる早（なるべく早く）」は明日の午前中。
だから、「承知しました」って答えたのに、
何で文句をいわれなくちゃいけないの？

そのあと、Yさんは上司に手ひどく怒られてしまいました。しかし、Yさんは**最後まで、「いつまでに」といわなかった相手が悪いと思っていた**ようです。

なぜだろう?

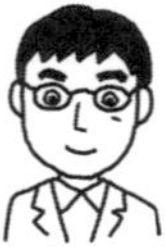

アスペルガー症候群の傾向

アスペルガー症候群の人は、**話の文脈から察して、「あれ」「それ」といったものが何を指しているのかを想像することが苦手**です。多くの人は、「明日、D社に行く」→「あれ、持ってきて」となれば、普通は「あれ」が「D社との打ち合わせに必要なもの、つまりD社の資料だ」とわかります。しかし、こうした関連づけはアスペルガー症候群の人にとっては難しいことなのです。

また、「なるべく早く(なる早)」「しっかり」などといった**明確ではない表現も苦手**です。先方にしてみれば、「朝一番に電話して〝なる早〟といっているのだから、遅くともその日のうちに対応してくれるものでしょ?」という暗黙の了解があったかもしれません。しかし、アスペルガー症候群の人に「普通は……のはず」といった考えは通用しません。

どうすればいい？

対応のコツ

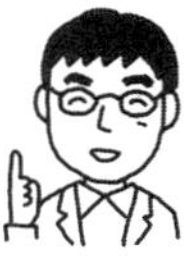

アスペルガー症候群の人に、「あれ」「それ」などの指示代名詞を多用すると混乱させます。そこで、**何かを指示するときには、できるだけ具体的な表現を使う**ようにするといいでしょう。「あれ」ではなく「D社の資料」といったり、「なる早」ではなく「今日の午後3時までに」などと具体的な期限を伝えたりすることが大事です。

そもそも「なる早」などの曖昧《あいまい》な表現は、人によって解釈に幅があるものです。誰であっても期限の確認を怠《おこた》れば、トラブルを生まないとも限りません。常に具体的な指示で伝えるようにすることは、アスペルガー症候群対策というだけでなく、社会人に必要なスキルとして身に付けておいて損はないことかもしれません。

case 3

仕事の優先順位をつけることができない！

――想像力の欠如（Mさん・男性・30代）

一度に複数の指示を出されても優先順位がつけられない

仕事において、複数の作業を同時に頼まれるということはよくあります。あるときMさんは、先輩から「暇なときに共有スペースの棚の整理をしておいてほしい」と頼まれました。そして、そのすぐあとに上司から「明日の会議に必要な資料を準備して」と頼まれたのです。

Mさんはすでに先輩から頼まれていた棚の整理に取りかかっていたので、上司の仕事はあと回しにしてしまいました。

その日の夕方になって上司に「資料の準備できてる？　確認するから持ってきて」といわれたのですが、Mさんは「いいえ、まだやっていません」と答えました。日中、Mさんが棚の整理をしていたことを知っていた上司は、明らかに不満そうな表情をしています。

しかし、そんな上司を前にしても、Mさんはとりたててあわてた様子を見せるわけでもなく、「大丈夫ですよ。棚の整理はもう終わります。資料の準備はそのあとにやります」と答えました。

そんなMさんの言い分がすんなりと通るわけはありません。

「棚の整理なんて、今すぐやらなきゃいけないことじゃないよな？　俺が頼んだ資料は明日の会議に必要なものだといったはずだ！　どっちの作業を先にやるべきか、考えればわかることだろ！」

Mさん

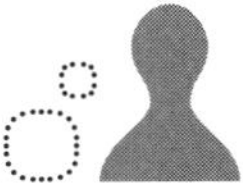

先に頼まれた仕事から順番にやっていただけなのに……。先にやってほしかったなら、そういってくれればいいのに。

後日、また同じような状況になっていることに気がついた先輩が気を利かせて、「俺がさっき頼んだ仕事は途中でもやめていいから、課長に頼まれた仕事を先にやっちゃいな」と声をかけました。ところが、Mさんは先輩のいうことが理解できなかったのか、**どちらの仕事も手をつけられなくなって、途方に暮れてしまった**そうです。

なぜだろう？

アスペルガー症候群の傾向

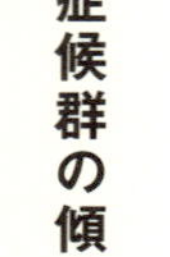

アスペルガー症候群の人は一度に複数の指示を出されたとき、自分で優先順位をつけて実行するということがうまくできません。**先を見通して行動することができないので、任された仕事の重要度を判断することができない**のです。

また、2つのことを同時にできない面もあるため、「話を聞きながらメモをとる」といった多くの人が何気なくできるようなことも苦手です。この場合、聞くほうに集中してしまうので、アスペルガー症候群の人のメモを見ると、たいていがミミズのはったような文字で何を書いているのかわからないことがよくあります。あるいは、「音楽を聴きながら作業をする」といったことができず、職場のＢＧＭとして流れている音楽を止めてもらったという人もいます。

どうすればいい？

対応のコツ

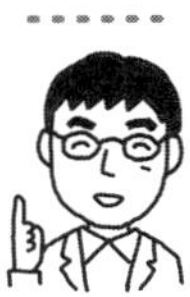

同時に複数のことを頼むときは、あらかじめ優先順位をつけて指示することが必要です。さらに、本人とまわりの人が情報を共有できるよう、**「仕事一覧」「今日やること」などを書いて貼り出しておく**のもいいでしょう。視覚化することで、計画を立てることが苦手なアスペルガー症候群の人にとっても何からやればいいかがわかるようになります。

> （例）
> ①社内会議…4月10日　13時〜15時
> ②企画提出（A社）…4月11日　14時締め切り
> ③書類整理…4月15日　17時まで

また、「締め切りの近いものからやる」というルールもつくっておけば、さらにミスは少なくなるでしょう。

case 4

部長に紹介された目上の人に「すごいね」とタメ口で話す！

――社会常識がわからない（Kさん・男性・20代）

■TPOに応じた服装や態度がわからない

Kさんは、まだ入社して5年足らずの若手社員です。仕事で付き合いのある相手は、ほとんどが目上の人といっても過言ではありません。

Kさんはあるとき、仕事の関係者が多数集まるパーティーに、部長のお供でついていくことになりました。事前に部長から「そんなにかしこまらなくていい。気楽なパーティーだから」といわれていたとはいえ、Kさんはいつも着ているよれよれのスーツと汚れの目立つ靴で来ました。部長や他の同僚からは、「もう少しパリッとしたスーツはなかったのか？」「靴ぐらい磨いてこい！」とさんざん注意されてしまいました。

Kさん

部長が「かしこまらなくていい」といっていたから、いつもどおりの格好で来たのに。僕がいけなかったの？

いよいよパーティーが始まり、部長の紹介でKさんも大勢の人たちと挨拶をかわしていきます。その多くが年長者だったのですが、Kさんは大好きなゴルフの話になると、

「へー。すごいね！　今度一緒にまわろうよ」

などと、**すっかり友達のような言葉遣いになってしまっていた**のです。

隣にいた部長や同僚が何度注意しても直りません。相手が露骨に嫌な顔をしていても、それにはまったく気づかず、一心不乱にゴルフの話を続ける場面もあったほどです。

帰りがけの道で、部長には「もう二度とお前のことは連れていかない！　反省しろ」ときつく叱られてしまいました。そして「今回のパーティーで名刺交換をした方たちにお礼と失礼があったことのお詫びも兼ねて、メールを出して

おくように」という指示を受けました。

しかし、そのメールが……また問題を引き起こしてしまいました。

というのも、**名刺交換したすべての人に一斉送信メールを送り、しかも顔文字入りの文面だった**のです。

「お礼や謝罪のメールを一斉送信する」「ビジネスメールで顔文字を使う」といったことは失礼な行為であるという社会のルールを、入社して数年経っているKさんがわかっていなかったことに驚かされた一件でした。

なぜだろう?

アスペルガー症候群の傾向

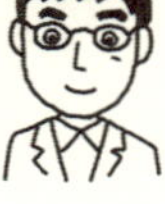

アスペルガー症候群の人は取引先や目上、初対面、上司、同僚など、**相手と自分との関係によって言葉遣いや態度を変えることがうまくできません。**親しい人に対してやたらに丁寧な口調で話すケースもあれば、逆に目上の人や初対面の人に対してラフな口調で話しかけてしまうケースもあります。

社会的なルールや礼儀に対しても疎《うと》く、とくにメールの使い方がズレていることで相手に不快感を与えがちです。たとえば、ちょっとしたビジネスメールなのに手紙さながらの時候の挨拶や前置きをした長文を送ってきたり、あるいは取引先や上司へのメールに顔文字を多用したりすることもあります。

どうすればいい？

対応のコツ

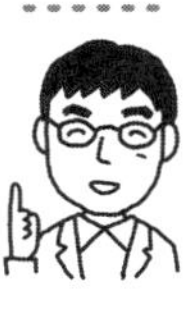

ＴＰＯに応じた服装や言葉遣いの間違いは、社会人1年目であれば誰もがおかしてしまいそうなミスでもあります。しかし、アスペルガー症候群の人たちには、**社会にはこういったルールが存在すること自体を理解しにくい**という特徴があります。なぜ取引先や目上の人に敬語で話さなければいけないのか、当たり前のことでも順を追って説明することが必要なのです。

また、メールについては、表情や声色を読むことが苦手なアスペルガー症候群の人にとって本来は使い勝手のよいツールでもあります。ビジネス上での正しい使い方やマナーを覚えてもらえば、アスペルガー症候群の人が仕事を円滑に進めるうえで有効なコミュニケーションツールとなります。

case 5

「ここに立っていて」といったら何もせずただ立っていた！

――まわりが見えない（Sさん・女性・20代）

■いわれたことに忠実だが、「指示待ち」といわれてしまう

Sさんは、**まわりがどんなに忙しそうにしていても、頼まれた仕事以外はやろうとしません。**手があいたときにまわりを見て、忙しそうな人がいれば「何かできることはありますか」と声をかける――仕事に慣れてきたら誰でもできそうなことですが、Sさんにはどうしてもできません。そのため会社では、「気が利かない」「指示待ち人間」と思われてしまっています。

あるとき、デスクに座ってボーっとしていたSさんに先輩が、

「暇ならちょっと手伝ってくれる？」

そういって仕事を頼もうとしたら、

「課長にここで待っているようにいわれたので手伝えません」

と当たり前のように断ってきたのだそうです。

頼んだほうとしては「ちょっと」というのは、「その課長が戻ってくるまでの間だけでOK」という意味でもあったのですが、そのあたりのニュアンスは伝わらなかったようです。

また、会社が新商品のPRのためにあるイベントに出展したときのことです。

「そこ（ブースの前）に立っていて」

と上司に指示されてSさんが立っていると、さっそくお客さんが来ました。そして、展示されている商品について、Sさんに質問をしてきたのです。ところがSさんは「わかりません」と答えるだけで、担当者を呼びにいくこともなく、**ただひたすらいわれた場所に「立って」いました**。

その状況に気づいた上司は、Sさんの対応をきつくとがめました。

「何をしているの!?　お客様のご質問にお答えして！　わからないのならば早く担当者を呼んできなさい!!」

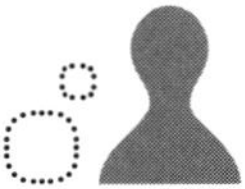

Sさん

立っているようにいわれたから、きちんと立っていたのに、何で怒られちゃうんだろう。お客様が来たら案内をするように、とは聞いていなかった。

なぜだろう？

アスペルガー症候群の傾向

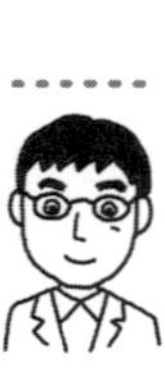

アスペルガー症候群の人は、与えられた仕事が終わってしまうと、次に何をしたらいいかがわかりません。「自分で考えて動くように」といわれても、**未来を予測することや想像することが難しいので、何をどう考えたらよいのかがわからない**のです。常に、次の指示を受けないと動けないため、本人はなまけているつもりはないのに怒られてしまうのです。

また、**全体を見渡すということも苦手**です。全体を見ると、情報が多すぎてどこを見たらよいかがわからなくなり、混乱してしまうからです。そのため、あえて部分的に見るようにして、細切れの情報を積み重ねることで全体像を捉《とら》えています。誰でも気づきそうなことを見落としていたり、前後の文脈から話の内容を推測するのが苦手なのはそのためです。

どうすればいい？

対応のコツ

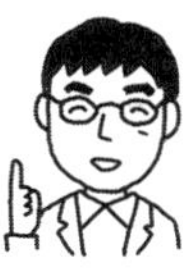

「そこに立っていて」といえば、多くの人はその場にいて「お客様を案内する」「質問に答える」「場合によっては、担当者を呼んできて引き継ぐ」などといった仕事が含まれていると考えるでしょう。

ところがアスペルガー症候群の人は、**これらの仕事は1つひとつ異なるものだと捉えます**。したがって、「そこに立っていて」といわれたら「立っていることしか頼まれていない」と受け取ってしまうのです。

そこで、「ここにお客様が来たらご案内し、質問されたら答えて」「もしわからないことがあれば、担当者を呼んできて引き継いで」と、やることをすべて具体的に提示するようにしましょう。その際、本人の対応力にもよりますが、一度に頼むことは1つか2つくらいにするといいでしょう。

case 6

打ち合わせのたびに「書類が足りない」というミスをする！

——同じ失敗を繰り返す（Bさん・男性・30代）

■毎回相手が違うから「同じミス」ではないと思っている

Bさんは同じようなミスをしょっちゅう繰り返しています。

以前、J社に行くときに、打ち合わせに必要な書類を人数分用意していかなかったことがありました。そのせいで打ち合わせがスムーズに進まなかったことから、上司には「打ち合わせのときには、必要な書類はいつも多めに用意しておくように」と注意され、そのときはBさんも納得して聞いていたようです。

ところが、次にR社に行ったときのことです。Bさんはふたたび書類の数を揃えていないというミスをしました。

「前にも同じことがあったよね？　同じミスは繰り返さないように」

上司にそういわれたBさんでしたが、実は「いつの、どのミス」のことを指していのか、まったくわかっていませんでした。

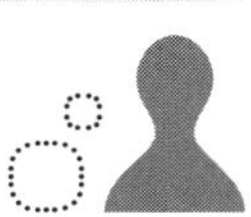

「前にも」っていうけど、いつのことだろう？
R社に行くのは今回が初めてなんだから、
「同じこと」があるわけないのに。

失敗は誰にもあることです。しかし、**Bさんは似たような失敗を繰り返すことが極めて多く、**まわりから問題視されていました。

とくに急な変更や訂正が入ると弱く、そのような状況ではさらにミスしやすくなっているようです。

「Q社に納品する商品だけど、さっき連絡があって、色と数に変更が出たからくれぐれも間違いのないようにね」

このようなケースでは決まって後日、納品先から「間違っていた」というクレームが入ります。

「あれほど気をつけるようにいったのに!?　なぜ？」

上司としても、Bさんの学習能力が低いのか、単純に注意力が足りないのか……よくわからないだけに、ほとほと困り果てていました。そのため注意をすればするほどBさんが萎縮していくのはわかっていても、ついきびしく叱ってしまうそうです。

なぜだろう？

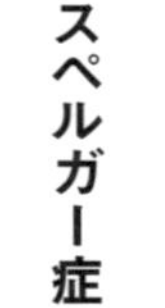

アスペルガー症候群の傾向

アスペルガー症候群の人はもともと**注意力が低く、振り返って反省する力が乏しいことなどが特性としてあるため、**同じ失敗を繰り返しがちです。

そのうえ、まわりから何度も責められたり叱られたりすることで「自分はダメ人間なんだ」という自己否定感や「また失敗してしまうのではないか」という不安感が強くなり、ますますミスを起こしやすくなります。

また、「同じミス」といわれるようなことも、アスペルガー症候群の人にとっては「同じ」とは捉えられていないことがあります。「書類が足りない」という部分が同じでも、相手の会社が違う、商品が違う、書類の内容が違う……**これだけ違うことがあると、もはやまったく別のこととして捉える**のです。

どうすればいい？

対応のコツ

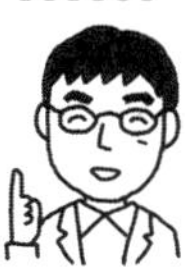

アスペルガー症候群の人にとって、もともと苦手なことはたくさん経験したり、練習したりしたからといって得意になるわけではありません。基本的にいつまで経っても苦手なことのままです。つまり、苦手なことで失敗をしているとしたら、それはきっとまた繰り返すということになります。いちばんの対処法は、**「また同じこと」と思っても、そのつど注意する**ことです。「しつこいかな」と思うくらい根気よく注意することで、ゆっくりでも学んで対応できるようになってきます。

ただし、その注意が責めたり、否定したりするような口調にならないように気をつけてください。強いストレスを与えてしまうことになり、うつ症状などの二次障害を引き起こしかねません。アスペルガー症候群の人たちには、頑張ってもできないことがある、覚えるのに時間がかかることもあるということを理解することも大切です。

case 7

「俺流のやり方」を押し付けてくるパワハラ上司!?

——自分ルールにこだわる（Hさん・男性・50代）

■相手の気持ちがわからず、いつも一方的になってしまう

課長職を務めるHさんは、部下たちにいつも「俺流のやり方」を押し付けてきます。口癖は「俺が現場に出ていたときはこうしたんだ！」「なぜ俺の考え方を真似しないのか？　お前らのやり方は間違っている！」です。

一事が万事この調子で、部下のやり方を認めないどころか、耳を貸そうともしません。インターネットが普及した現在と、Hさんが現場で活躍していた頃とでは、コミュニケーションツールも違えば、時代背景や景気状況も違います。今の時代には今の時代に合ったやり方があるはずですし、若い人にはその人なりの考え方ややり方があるはずです。

しかし、Hさんは部下の話を聞きません。**あらゆることがHさんのタイミン**

グで進まないとイライラし始めて、機嫌が悪くなってくるのです。

たとえば、部下が急ぎの仕事に追われて忙しくしているときでも、その部下の都合もかまわずに、あとでもいいような内容の仕事を頼んでくることがあります。それに対して部下が、

「今はちょっと手が離せないので、あとでやっておきます」

というと、

「ちょっと、ってどれくらいだ？　あとっていつやるつもりなんだ？」

とすごい剣幕で怒り出してしまうのです。

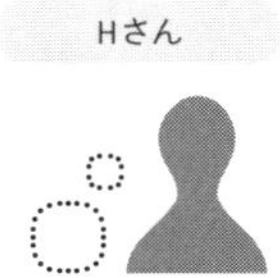

上司の仕事をあと回しにするなんてけしからん！
何を差し置いてもやるべきだ！
俺が若い頃はそうして、今日までやってきたぞ。

Hさんのやり方を押し付けられる部下たちは、すっかり困ってしまっています。効率が悪くなって、仕事にならないこともあるのです。

また、事あるごとに強引に飲みに付き合わせることもあり、Hさんの行動は

時代錯誤そのものです。仕事ができない人ではないだけに、部下たちもどう対応すればいいものか、戸惑ってしまっているようです。

なぜだろう？　アスペルガー症候群の傾向

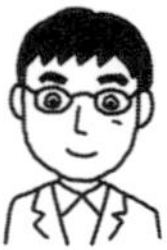

アスペルガー症候群の人は、自分流のやり方やこだわりが強いため、その独自のやり方を人に押し付けようとします。上司がアスペルガー症候群である場合、立場的な強さも加わってしまうため、まわりの人たちが誰も逆らえない状態ができあがってしまうことがあります。

また相手の気持ちがわからないという特性もありますから、部下が困っているといった状況に気がつくことはありません。

どうすればいい？　対応のコツ

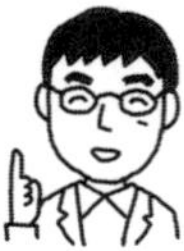

上司がアスペルガー症候群である場合、部下からは問題点を指摘しにくいと

いうこともあり、解決の糸口が見えにくくなる傾向があります。

ただし、現在は社会的に、いわゆるパワハラ（パワーハラスメント）をはじめ、アルハラ（アルコールハラスメント）やモラハラ（モラルハラスメント）などといった上下関係にまつわるトラブルが問題視されるケースが多くなっています。まわりの人も迷惑をこうむるでしょうが、本人にとっても大問題になる可能性があるので注意が必要でしょう。

うまくやる方法の1つに、**部下の立場でお膳立て**をしてあげることがあります。たとえば、「どうしたらいいですか？」と丸投げで相談するのではなく、「AとB、2つの方法を考えたのですが、どちらがいいと思いますか？」など、アスペルガー症候群の上司が答えやすい質問の仕方をするのです。

また、**相手の感情に巻き込まれないように心の準備をして、努めて冷静に話をする**ようにしましょう。このような仕事の仕方は、たとえ上司がアスペルガー症候群でなくても有効で、評価されるものです。そのようなあなたの努力をまわりの人は見てくれていますから、スキルアップの一環と捉えて接してみましょう。

case 8

「ありがとう」も「ごめんなさい」も聞いたことがない！

――礼儀がわからない（Oさん・男性・20代）

■社交術が身に付いておらず、平気で失礼な態度をとってしまう

コミュニケーションがうまくとれない新入社員のOさんは、「礼儀を知らない」ということでしょっちゅう周囲を不快にさせています。

あるとき、Oさんが毎日のように遅くまで残業してとても忙しそうにしていたので、見かねた同僚が外部資料を揃えたり、データを整理したり、できる範囲で手伝ったのだそうです。

たいしたことではないけれど少しぐらい感謝してくれてもいいだろうと思っていただけに、**お礼の言葉を発することもないまま仕事を続けるOさんの態度に、その同僚はかなりの違和感を覚えました。**

そこで冗談まじりに、

「『忙しいのにありがとう』とか『手伝ってくれて助かった』とか、そういう気持ちはお前にはないの～？」

と訴えてみたものの、残念ながらOさんは無反応でした。

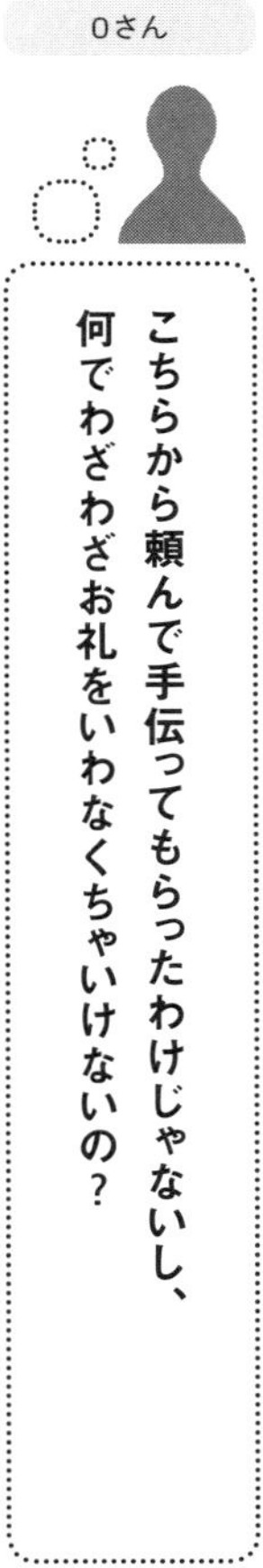
Oさん
こちらから頼んで手伝ってもらったわけじゃないし、
何でわざわざお礼をいわなくちゃいけないの？

実際、その同僚や他の会社の仲間は、Oさんの口から「ありがとう」はおろか、「すみません」「ごめんなさい」という言葉もほとんど聞いたことがありません。

Oさんが遅刻してきたときも……「…………」
電話応対でミスをしたときも……「はい」
落としたボールペンを拾ってあげたときも……「はい」
出張のお土産のお菓子を配ったときも……「はい」

Oさんは愛想のない、かわいくない新入社員として部署内では問題児扱いされてしまっているそうです。

なぜだろう？

アスペルガー症候群の傾向

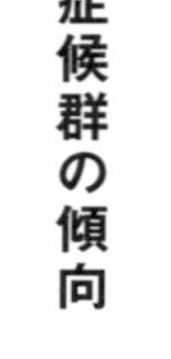

アスペルガー症候群の人は、人からものをもらったり、助けてもらったりしたときにはお礼をいうものであるという認識がないため、そのような場面でも「ありがとう」のひと言が出てきません。

同じようにアスペルガー症候群の人には、「ごめんなさい」や「すみません」など、謝罪の言葉をいうタイミングがよくわからないという人も少なくないようです。

実際、Oさんほど極端なケースは少ないかもしれませんが、子どもの頃から**上手に人間関係を築いてこられなかった人は、コミュニケーションの手段としての挨拶は苦手な傾向**があります。

どうすればいい？

対応のコツ

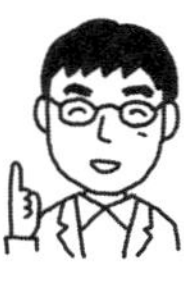

本人に悪気がないということを理解したうえで、社会生活をスムーズに送るために必要な**〝最低限の礼儀〟を教える**ことが必要です。

具体的なシチュエーションごとに、そのとき何といえばいいのかを教えれば、アスペルガー症候群の人も実践しやすくなるでしょう。

○「ありがとう」をいうタイミング

↓何かをもらったとき、手伝ってもらったとき、助けてもらったとき

○「ごめんなさい」をいうタイミング

↓約束を守れなかったとき、遅刻したとき、迷惑をかけたとき

これらはまとめて伝えるのではなく、そのような状況に直面するたびに、「こういうときは、『ありがとう』といいましょう」などと、そのつど教えてあげてください。

アスペルガー症候群の人たちが時代を超えて生き延びてきたのには理由がある!?

アスペルガー症候群の人が時代を超えて、今の今までいなくなることなく生き延びてきているのは、世の中にとって必要な存在だったからだと私は考えています。いつの時代もアスペルガー症候群と思われる特性を持った人たちが、その時々に必要な能力を発揮して人類を次のステージに進めてきました。

原始の頃にさかのぼれば、雨や嵐を予言する祈禱師《きとうし》のような人たちがそうであったといわれます。というのも毎日毎日……ひたすら空の様子を観察し続け、その変化を見抜くことができたのは、アスペルガー症候群の特性があるからこそといえるからです。

最近では、IT分野でその才能が重宝されています。たとえば優秀なプログラマーは、マニアックなテーマや数字に関心が持てる、繰り返し作業を苦に思わないといった資質が求められます。一方で、ネットを使ったコミュニケーションが許されることもあり、まさにアスペルガー症候群の人たちに適した職業といえます。

さらに、農業をはじめとする第一次産業は、人との接触が苦手なアスペルガー症候群の人が活躍できる場として注目を集めています。向き合う相手は人ではなく自然であり、昔と違って農業機械やインターネットを使えば生産から販売まですべて1人で行うこともできます。ルーティンを好み、自分のやり方を追求したいアスペルガー症候群の人が活躍できる業界といえるでしょう。

特集

アスペルガー症候群の人とうまく付き合う9つのコツ

アスペルガー症候群の人にとって、まわりの人たちの理解とサポートは欠かせません。言葉遣いや表現の仕方など、気をつけたいポイントを紹介します。

人よりも少しだけわかりにくい個性を持っている人たち

この本では、さまざまな事例を挙げながら対応の仕方を紹介してきましたが、アスペルガー症候群といってもみな同じではなく、その特性は1人ひとり異なります。

最初にお話ししたとおり、あなたの身のまわりにいる人がアスペルガー症候群と診断されるかどうかは実は大きな問題ではありません。そこを気にして腫《は》れ物《もの》を扱うように接するよりも、**人より少しだけわかりにくい個性を持っている人と捉えて接してみてください。**

そこで、ここではそんなアスペルガー症候群の特性を持った人たちとうまく付き合うコツをまとめておきました。相手がどのような特性の持ち主なのかをよく見て、言葉遣いや話し方を工夫することで、コミュニケーションのずれは小さくなり、お互いの理解度が高まるでしょう。

コツ1

大事なことはメモやメールで伝えよう

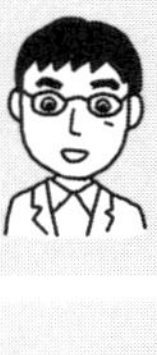

アスペルガー症候群の人は、**目で見た情報のほうが納得しやすい**ところがあります。そこで重要なことは口頭で伝えるだけでなく、メモに書いて渡したり、メールで送ったりしておくようにしましょう。そうすることで、間違いなく伝わるようになります。

普段のコミュニケーションでも、メールをうまく活用するといいでしょう。アスペルガー症候群かどうかにかかわらず、面と向かって話すことが苦手な人でも、メールならば抵抗なくやりとりをする傾向があります。ただし、アスペルガー症候群の人にメールを送る場合は、だらだらと文章を書き連ねるのではなく、箇条書きにしたほうがよいでしょう。また、単なるコメントと、返事が必要な質問とをわかりやすく区別して書くことも必要です。さらに、返事が必要な場合は「いつまでに」といった期日も書いておくといいでしょう。

コツ2

行動スケジュールをつくってあげよう

アスペルガー症候群の人は、頭の中でやることを整理したり、優先順位をつけたりして取り組むことが苦手です。時間的な感覚も乏しい人が多いので、とくに仕事の場面では、**1日の行動スケジュールをつくって一緒に確認しておく**といいでしょう。

スケジュールは目に見える形でまとめることが大事です。このとき、文字だけでなく、絵や写真、記号（マーク）などをうまく使うと、アスペルガー症候群の人がより理解しやすいものになります。

9時	出社
10時 - 11時	営業課会議（延長の可能性あり）
12時 - 13時	昼食休憩
13時 - 17時	営業回り
17時 - 18時	報告書作成
18時 -	必要に応じて残業（係長に確認）

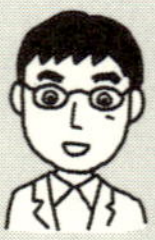

コツ3

必要なことは簡潔に伝えよう

時候の挨拶を長々とするなど、会話の中であまり意味のない部分が長くなると、アスペルガー症候群の人は本当に必要なことを受け取りにくくなってしまいます。アスペルガー症候群の人にとっては、円滑なコミュニケーションのためのクッションとしてのやりとりが余計な情報となってしまうことがあるのです。

また、余計な混乱を与えないためにも、**曖昧な表現は避け、できるだけ具体的に用件のみを伝える**ようにしましょう。

○「あれ」「それ」といった指示代名詞は使わない。

○「ちゃんと」「適当に」「しっかり」など曖昧な程度表現は使わず、期限や数などを具体的に伝える。

コツ4

指示は一度に1つずつ与えよう

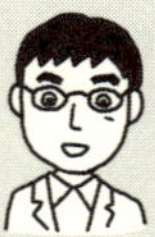

アスペルガー症候群の人は、一度に複数のことを指示されても重要度が判断できません。いつでもできることから着手してしまうこともあれば、完全に身動きがとれなくなってしまうこともあります。

そこで、何かを頼むときは、「あれとこれをやっておいて」とか「あれをやったら、これもお願いね」と**同時に複数のことを頼むのではなく、一度に1つのことだけを頼む**ようにしましょう。そして、1つのことが終わった時点で、次にやってほしいことをお願いするのです。そうすれば、アスペルガー症候群の人でも、多くの仕事をこなせるようになります。

また、複数の人がバラバラに依頼して混乱させることのないよう、指示系統を整理して明確にしておくことも有効です。

コツ5

予定の変更は早めに伝えよう

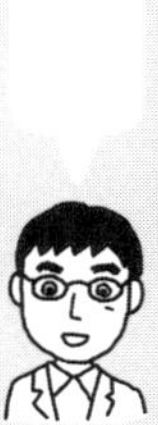

アスペルガー症候群の人は、急な予定変更に対応できません。変更後にどうなるかがわからないので、不安になってしまうためです。

まわりの勝手な都合で予定を変更するようなことは、避けたほうがよいでしょう。**どうしても変更しなければならないときも、できるだけ早いタイミングで変更する旨を伝えてください。**このとき、変更によって変わってくるスケジュールについても同時に伝えると、本人はさらに安心できます。

急な変更を嫌がるという意味では、いつもの手順（ルーティン）や道順などが変わることに対しても同じです。どうしても同じ順序で行えない場合は、順序や方法が変わっても行きつく先が同じであるといった、変更後のビジョンを教えることでずいぶんと落ち着くはずです。

コツ6

否定するより肯定的に指摘する

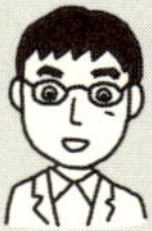

アスペルガー症候群の人を注意するときに、「～しなさい」といった命令口調や「～はダメ」といった否定的な言葉を使うと、「怒られている」「すべてを否定されている」と受け取って落ち込んでしまう傾向にあります。

同じ内容を伝えるにしても、否定語を使うのではなく、**「～しましょう」といった肯定的な表現を使う**ことが大切です。そうすることによって、本人も前向きな気持ちで受け止められるようになります。

また、できないことを指摘することも必要ですが、できること、できたことをしっかり評価することも大切です。アスペルガー症候群の人は自分を評価してくれた人のことをすごく信頼します。そうしてお互いの理解が深まれば、こちらの話すこともきちんと聞いてくれるようになります。

コツ7

ものを置く場所を決める

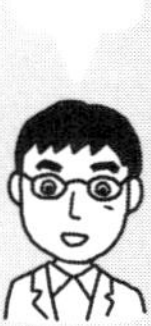

アスペルガー症候群の人は、**身のまわりのものの居場所を決めると全体を把握しやすくなる特性**があります。

たとえば家では、カバンを置く場所、脱いだ服をかけておく場所、食事をする場所、リラックスする場所……といった具合に決まった場所で、決まったことをするのです。そうすると自然と「自分は守られている」と感じるのですが、職場などでそのような居場所がきっちりと区分けされていることは珍しく、そのために混乱してしまうケースがよく見られます。

職場では、共有スペースの飲食物の位置や、コピー用紙や文具などの備品の収納場所などが急に変わっていることでも混乱してしまうので、使ったものは使ったところに戻す、ものの位置を変えるときは事前に伝える、といったことを徹底してあげるといいでしょう。

コツ8

仕事に適した環境を整える

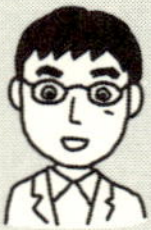

アスペルガー症候群の人は視線の先にポスターが貼られていたり、花瓶が置かれていたりすると、それだけで集中できなくなってしまう場合があります。そこで、**できるだけ余計な情報を取り除いてあげる**といいでしょう。周囲のものを片づけることが難しければ、壁に向かって机を置く、パーテーションでスペースを区切るといった工夫も有効です。

また「ながら作業」は苦手なので、仕事場のＢＧＭとして音楽やラジオを流しているような場合もボリュームを下げる、あるいは消すなどの対応を考える必要があるかもしれません。最近は、気になる騒音をカットするヘッドホンなどもありますので、本人に紹介してみてもよいでしょう。

安心して仕事に集中できる環境があれば、仕事の効率はこれまでよりもアップするはずです。

コツ9

できないことは無理にやらせない

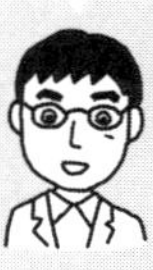

アスペルガー症候群の人は、多くの人が当たり前にできることができない、コミュニケーションがうまくとれないといったことなどで生きづらさを感じている場合が多くあります。そのうえ、「常識がない」「考えたらわかるだろ」「何でそんなこともできないんだ」などといわれてばかりでは、どんどん自信を失ってしまうでしょう。ひどいときには、うつ症状や引きこもりなどの二次障害に陥ってしまうかもしれません。

ですから周囲の人は「アスペルガー症候群にはその特性上、どうしても苦手なことがある」ということを理解してください。そのうえで**一緒にできることを増やしていく**、そのようなスタンスで付き合っていきましょう。くれぐれも無理はさせないようにしてください。

Ending ともに生きていく

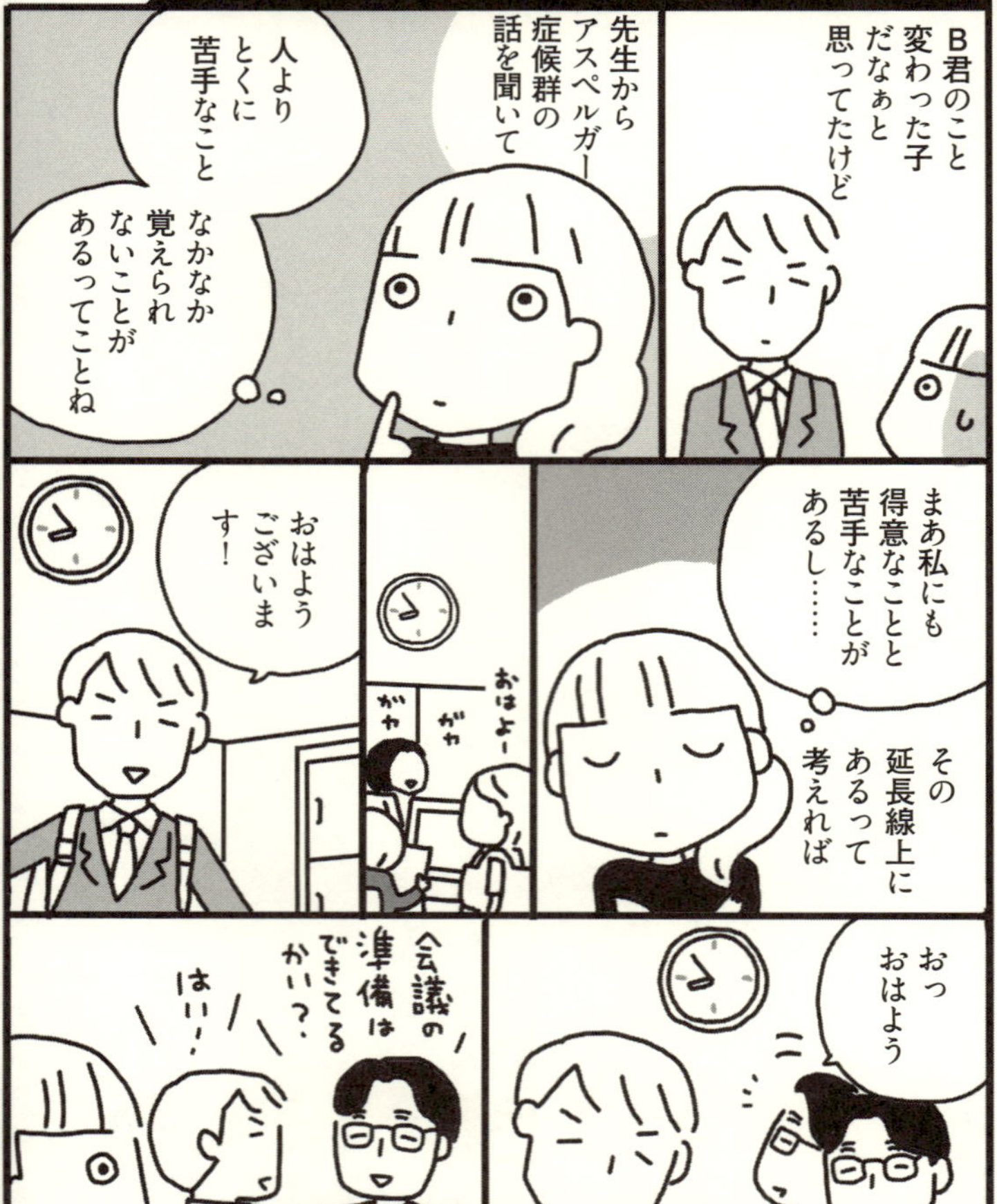
B君のこと変わった子だなぁと思ってたけど
先生からアスペルガー症候群の話を聞いて
人よりとくに苦手なこと
なかなか覚えられないことがあるってことね
まあ私にも得意なことと苦手なことがあるし……
その延長線上にあるって考えれば
おはよー
がやがや
おはようございます！
おっおはよう
会議の準備はできてるかい？
はい！

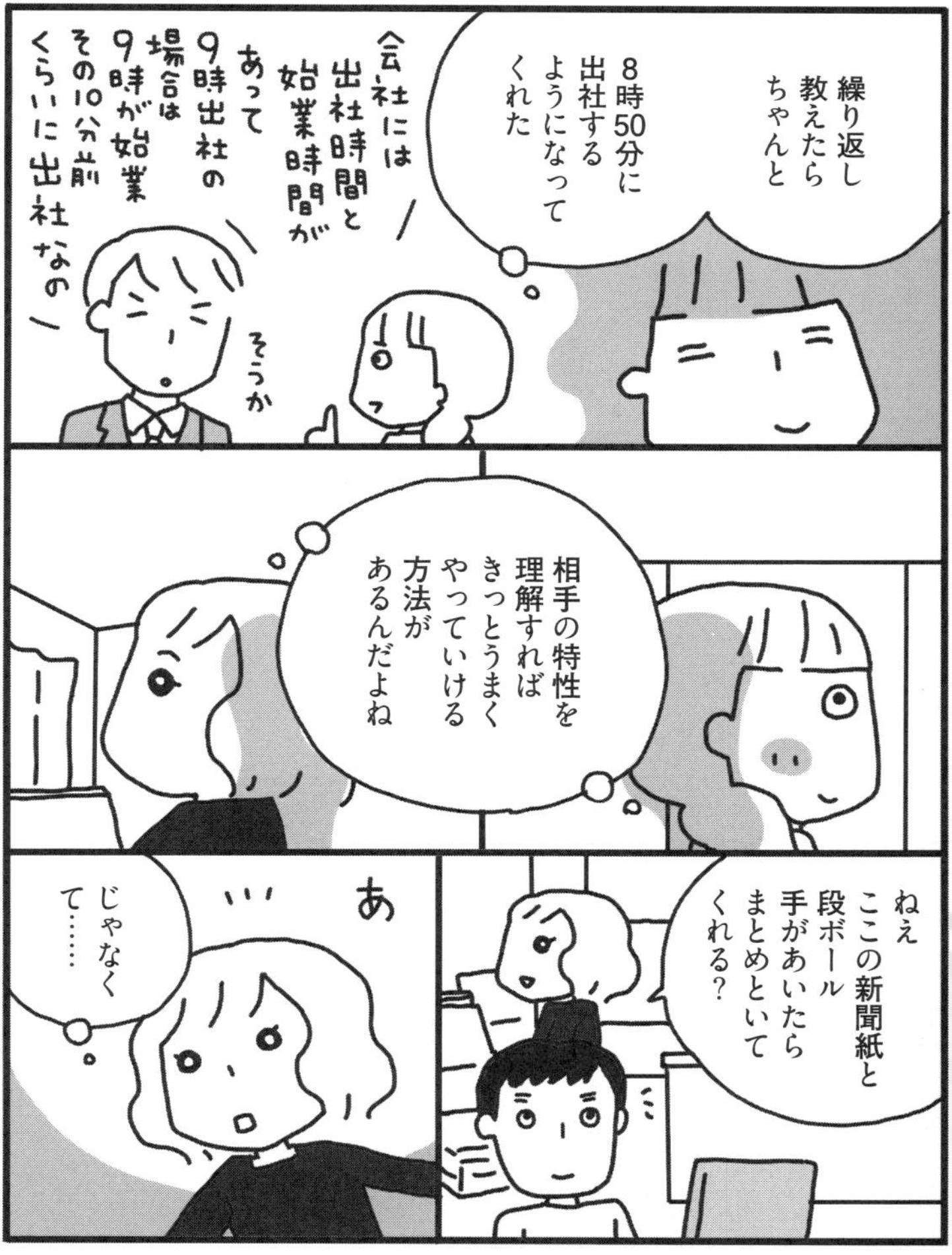

繰り返し教えたらちゃんと
8時50分に出社するようになってくれた
会社には出社時間と始業時間があって9時出社の場合は9時が始業その10分前くらいに出社なの
そうか
相手の特性を理解すればきっとうまくやっていける方法があるんだよね
ねえここの新聞紙と段ボール手があいたらまとめといてくれる?
あ
じゃなくて……

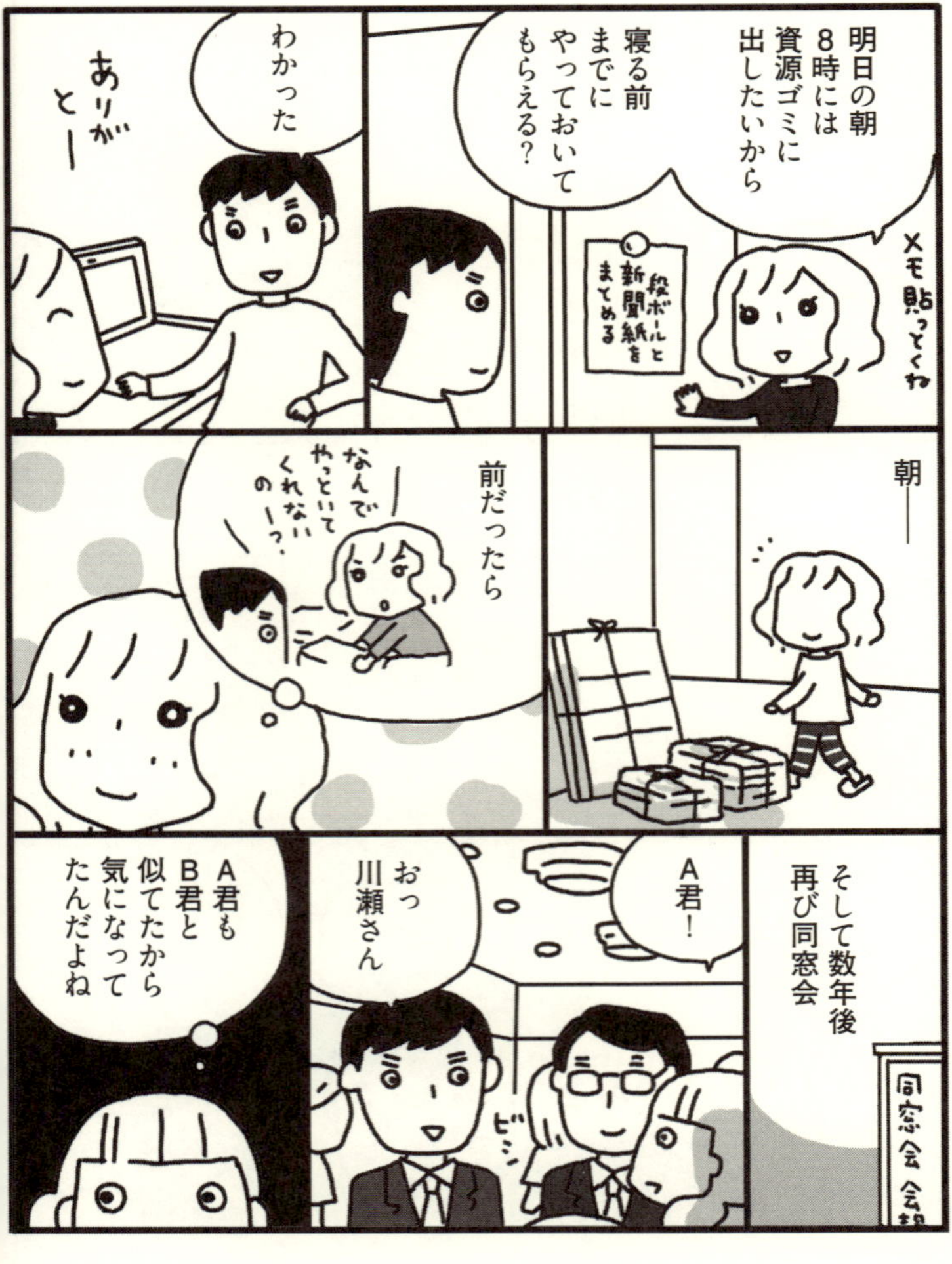
明日の朝
8時には
資源ゴミに
出したいから
寝る前
までに
やっておいて
もらえる？
メモ貼っとくね
段ボールと
新聞紙を
まとめる
わかった
ありがとー
朝――
前だったら
なんで
やっといて
くれないのーっ？
そして数年後
再び同窓会
同窓会 会場
A君！
おっ
川瀬さん
ビシ
A君も
B君と
似てたから
気になって
たんだよね

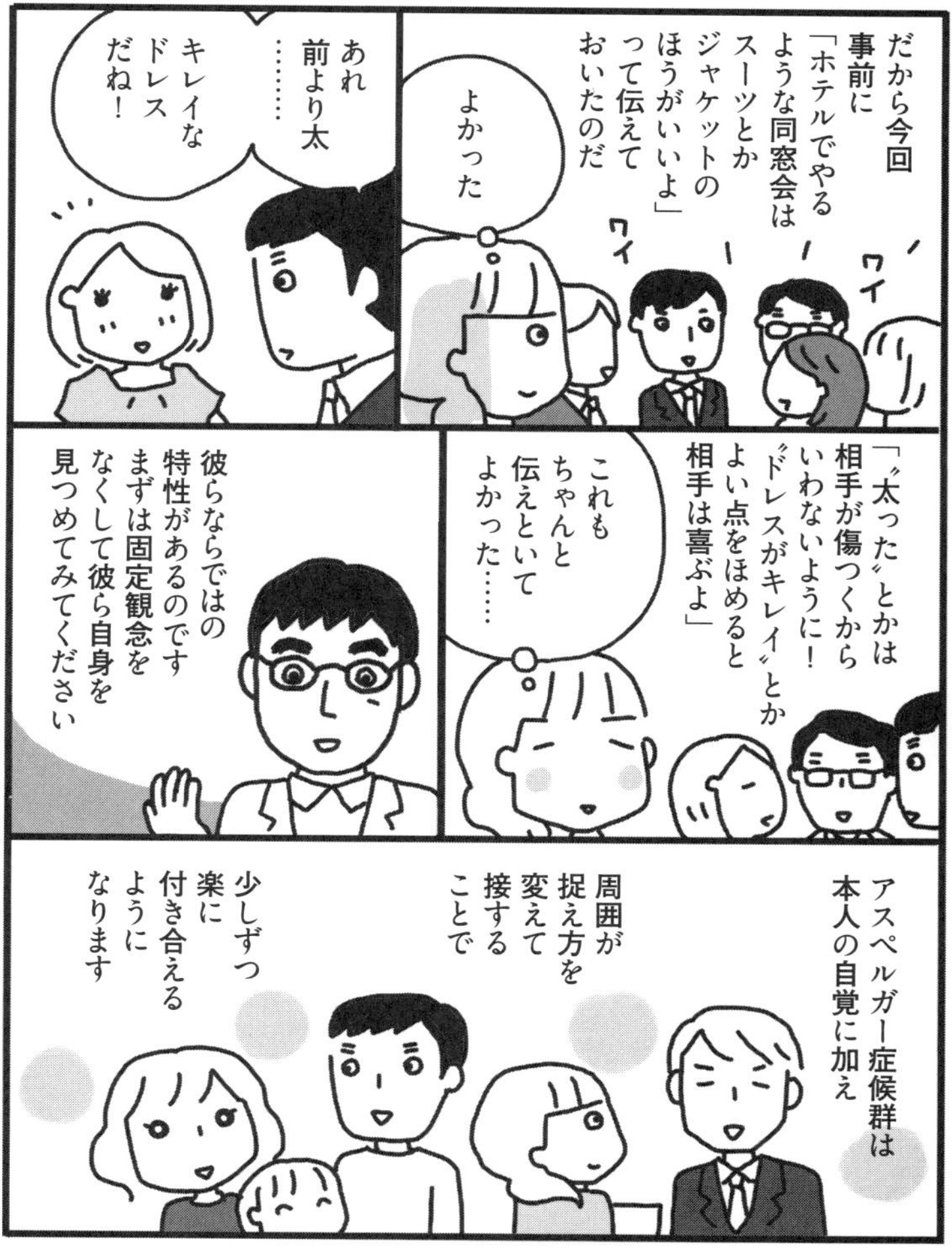
だから今回事前に「ホテルでやるような同窓会はスーツとかジャケットのほうがいいよ」って伝えておいたのだ
ワイ
ワイ
よかった
あれ前より太……
キレイなドレスだね！
「〝太った〟とかは相手が傷つくからいわないように！〝ドレスがキレイ〟とかよい点をほめると相手は喜ぶよ」
これもちゃんと伝えといてよかった……
彼らならではの特性があるのですまずは固定観念をなくして彼ら自身を見つめてみてください
アスペルガー症候群は本人の自覚に加え
周囲が捉え方を変えて接することで
少しずつ楽に付き合えるようになります

［著者プロフィール］

広瀬 宏之（ひろせ ひろゆき）

横須賀市療育相談センター 所長
平成7年東京大学医学部医学科卒業。同附属病院小児科・大学院を経て、平成15年より国立成育医療研究センターこころの診療部発達心理科にて、発達障害や児童精神科の診療に従事する。その間、米国フィラデルフィア小児病院児童精神科にて研鑽を積み、平成20年4月より現職。専門は発達障害の診断と療育。著書に『図解 よくわかるアスペルガー症候群』（ナツメ社）、神田橋條治氏との共著に『発達障害とのかかわり』（小児療育相談センター）、訳書に『自閉症のDIR治療プログラム』（創元社）、『ADHDの子どもを育む：DIRモデルにもとづいた関わり』（創元社）、『こころの病への発達論的アプローチ：DIRモデルに基づいた理解と関わり』（創元社）ほか論文、共著多数。好きな作曲家はベートーベンとブルックナー。

［STAFF］

ブックデザイン	小口翔平 + 三森健太（tobufune）
装画・マンガ	森下えみこ
執筆協力	千葉淳子
編集協力	パケット
校正	くすのき舎

「もしかして、アスペルガー？」と思ったら読む本

著　者	広瀬宏之
発行者	永岡 修一
発行所	株式会社永岡書店
	〒176-8518 東京都練馬区豊玉上1-7-14
	代表 03（3992）5155　編集 03（3992）7191
印刷	精文堂印刷
製本	コモンズデザイン・ネットワーク

ISBN978-4-522-43355-3 C0076 ①